Acupuncture
and
moxibustion

针灸奇法
治病术

符文彬　主编

SPM
南方传媒
广东科技出版社
全国优秀出版社

图书在版编目（CIP）数据

针灸奇法治病术 / 符文彬主编. —广州：广东科技出版社，2024.4

ISBN 978-7-5359-8267-4

Ⅰ.①针… Ⅱ.①符… Ⅲ.①针灸疗法 Ⅳ.①R245

中国国家版本馆CIP数据核字（2024）第014130号

针灸奇法治病术
Zhenjiu Qifa Zhibingshu

出 版 人：严奉强
策　　划：黎青青
责任编辑：黎青青　李二云
封面设计：彭　力
责任校对：杨　乐
责任印制：彭海波
出版发行：广东科技出版社
　　　　　（广州市环市东路水荫路11号　邮政编码：510075）
销售热线：020-37607413
https://www.gdstp.com.cn
E-mail：gdkjbw@nfcb.com.cn
经　　销：广东新华发行集团股份有限公司
排　　版：创溢文化
印　　刷：广州市彩源印刷有限公司
　　　　　（广州市黄埔区百合三路8号　邮政编码：510700）
规　　格：889 mm×1 194 mm　1/32　印张7.75　字数186千
版　　次：2024年4月第1版
　　　　　2024年4月第1次印刷
定　　价：58.00元

前　言

　　针灸奇法治病术是独具特色的针灸治疗方法，早在《黄帝内经》就有记载。随着历史的发展和历代医家阐发，积累了丰富的理论和实践经验。特别是近年来，广大针灸工作者融合了现代医学的研究成果，创造了许多新的针灸奇法，如眼针、腕踝针、相应取穴法、调肝法等，其他如针刺睛明穴治疗咯血、艾灸申脉治疗急性胃肠炎、艾灸命门治疗输液反应、百会压灸治疗眩晕等，均是行之有效的治病奇法。

　　作者多年来潜心研究针灸奇法并应用于临床，积累了一些经验，不揣浅陋，并参阅古今的相关资料，撰写成书。由于作者学术水平有限，谬误之处在所难免，恳望同道斧正。

内 容 简 介

  本书简明扼要地论述具有确实疗效的特殊针灸治病方法和特殊针灸处方，内容包括眼针治病奇法，左病取右、右病取左、前病取后、后病取前、上病取下、下病取上的相应取穴治病奇法，针灸调肝治病术，古代针灸奇法治病精要，当代针灸奇法，以及针灸奇法的临床应用。本书图文并茂，理论和实践相结合，具有简便、效验的特点，是一本实用性较强的针灸专著。

  本书可供临床针灸医生和针灸爱好者使用，也可作为中医院校针灸教学参考。

目　录

第 一 章

概　述

第一节　针灸奇法的概念

据《辞海》解释，"奇"字有"特殊的""出人意外"等意思，我们可以认为，针灸奇法是不同于常规的特殊针灸方法，包括能够治疗全身疾病的特殊针灸疗法和局部疾病的特殊针灸处方。譬如，毫针疗法、艾灸疗法等均属于一般针灸疗法，而眼针疗法、脐针疗法是在眼眶周围或脐部周围针刺治疗全身疾病的方法，属于特殊的针灸疗法。

针灸治疗泄泻一般选用脾胃经、大肠经穴或与脾胃、大肠相关的背俞穴、募穴，但艾灸足太阳膀胱经的申脉治疗急性泄泻常获得奇效，艾灸申脉治疗泄泻就属于特殊针灸处方。又如，人病在心，不治心而偏治肝；人病哮喘，不治肺而治肝；人病在腰，而治在腹；人病在右，而治在左；鼻病不治肺胃，而治心胆；腕痛治踝，踝痛治腕，膝痛治肘，肩痛治髋，背痛治胸腹，等等，皆属于针灸奇法。

《针方六集》云："针药犹兵。"针灸治病犹如用兵打仗，可以出奇制胜。就临床疗效而言，针灸奇法在治病过程中更具有"出奇制胜"的效果。

第二节　针灸奇法的源流

针灸奇法是针灸医学中的重要组成部分，是针灸医疗实践的经验总结。它的形成和发展经历了漫长岁月，古代医家积累了丰富的经验，现代针灸工作者继承并发扬古代针灸奇法精华，融汇了现代医学成果，又有新的创造和发展。

一、秦汉针灸奇法的渊源

早在春秋战国时期的《黄帝内经》就载有针灸治病的特殊方法和处方。《素问·阴阳应象大论》提出"善用针者，以左治右，以右治左"的法则，《素问·调经论》和《素问·缪刺论》明确记载"巨刺"和"缪刺",即左痛刺右、右痛刺左、刺经、刺络治疗痛证的奇法。《灵枢·官能》十二节刺的"偶刺"治心痹,《灵枢·刺节真邪》的振埃法治喘息,《灵枢·经脉》用鸠尾治疗皮肤瘙痒,《黄帝内经》刺络治疗痹证等,均属针灸奇法。《黄帝内经》中的针灸奇法治病术的成就对后世影响是显而易见的。

《难经》是一部继《黄帝内经》之后的中医古典理论书籍,它把中医五行、相生相克规律应用于五输穴,创补母泻子、泻井刺荥和泻南补北等针灸治病奇法,丰富了《黄帝内经》奇法治病术内容。

二、晋唐注重灸法

晋唐时期重视灸法的趋势一直延至宋代。当时社会风气重灸,根据《南史·齐本纪》的记载,有人自北方学来灸法,由于治有效验,一时间都城中大为盛行,甚至"诏禁之不止",被称为"圣火"。

晋代葛洪的《肘后备急方》是描写针灸广泛应用于防治急症最早的著作,其论"灸十宣穴治卒心痛""灸中魁,左之右,右之左,治口僻",均为针灸奇法。

唐代孙思邈的《千金方》是继《针灸甲乙经》之后的又一个针灸里程碑,其热证用灸的奇法,为灸法治病开辟了新的途径。《黄帝明堂灸经》载有"疗病卒心痛不可忍,灸足大趾次趾内横纹,各灸一壮,炷如小麦大,下火立愈";"救妇人横产,先手出,灸右脚小趾尖头三壮,炷如小麦大,下火立产";用绳缚两手大拇指灸指间治癫狂获奇效。这些均反映了晋唐时期注重应用艾灸奇法治病。

另外,《铜人针灸经》用角孙治齿龋,玉堂、通谷治呃逆,清冷渊治肩不举,窍阴治骨痛等,也属于针灸奇法范畴。

三、宋代针灸奇法并倡

宋代是我国针灸史上一个比较兴盛的时期,在针灸临床、腧穴的研究及针灸教育等方面都有较大的成就,这在很大程度上促进了针灸奇法的发展。

王惟一在《铜人腧穴针灸图经》里记载用针刺肩井穴治疗妇人堕胎后手足厥逆立愈。窦材的《扁鹊心书》记载针关元穴治衄血诸药不效者。《圣济总录》记载取阴陵泉治肾腰病不可俯仰，灸脚跟上横纹中白肉际治腰痛。《针灸资生经》记载用火针劫喘，悬钟治鼻衄、咳逆、泄泻等，厥阴俞治牙痛，至阳治鼻塞，天井治咳嗽上气。这些均属针灸奇法。

闻人耆年是葛洪之后的宋代一位有影响的急救灸学家，其著作《备急灸法》有灸两肘尖治肠痈、灸足外踝尖治牙痛、灸手大指第1节骨端处治鼻衄等灸法奇法。

四、金元创新突破

金元时期群星辉耀，百家争鸣，在针灸学上也存在诸多学派，并在针灸奇法上有所创新突破。

金代张洁古用大接经法治疗中风偏枯，他在《难经》基础上创五输穴接经法，为五输穴的临床运用增添了新的内容。张子和是一位攻下派医家，在针灸治疗中也体现了他的攻邪特点，他在《黄帝内经》刺络泻血基础上，发展了放血疗法。其治湿癣，当痒时刺百会针出血；治疟疾，当发作时刺十指尖出血；刺内迎香出血医目赤肿痛。

元代杜思敬针气海治闪着腰痛。王国瑞在《盘石金直刺秘传》里记载用尺泽治五种腰痛，在《玉龙歌》里记载艾灸天井治瘰疬、瘰疬，少泽治乳痈难消。

五、明清丰富多彩

明清时期由于针灸治疗范畴扩大，辨证施治规律不断总结，针灸手法得到发挥，使针灸奇法出现了丰富多彩的局面。

明代刘纯的《医经小学》记载治晕针取肩髃与尺泽连线的中点。凌云在《卧岩凌先生得效应穴针法赋》中记述治头项强痛取承浆配风府或后溪配承浆，脊间心后痛取中渚配中脘。方贤的《奇效良方》记载灸耳尖治眼生翳膜，灸中魁治反胃，肘尖治瘰疬，内踝尖治下牙痛。高武在《肘后歌》中称"头面之疾针至阴，腿脚有疾风府寻……胁肋腿痛后溪妙"。明代著名针灸医家杨继洲用承浆治头项强急。张介宾的《类经图翼》载有命门灸寒热多效；早食午吐，午食晚吐，灸后溪九壮立愈；齿痛不能食饮，取鱼际，左患灸右，右患灸左，男三女四；牙疼灸消泺；胎衣不下灸乳根即下。严振的《循经考穴编》记载用三阳络治挫闪腰疼，少泽灸治鼻衄，蠡沟治暴痒，飞扬治䶚衄。这些均是明代针灸奇法治病的实例。

《采艾编翼》是清代一部以灸法为主的著作，其中记载用太渊治目疾，天枢治一切重感，龈交治小儿面久生疮癣，大敦治遗溺，承浆治气逆。《灸法秘传》记载治汗症灸尺泽，不效再灸膈俞；男子血损灸天枢，女子阴虚灸足三里，偶然跌仆闪挫腰痛灸气海，红肿牙痛灸手三里，小便频数灸大敦。可见清代针灸治病亦用许多针灸奇法。

六、当代不断发展

当代随着针灸医学的不断发展，针灸奇法也得到不断创新。古代传统的针灸奇法是临床实践的产物，而现代针灸奇法则是在古代针灸疗法和现代科学技术的基础上诞生的。属于微针系统的头针、面针、眼针、鼻针、人中针、口针、舌针、腹针、手针、足针、腕踝针、第二掌骨疗法等，都属于针灸奇法的范畴。

头针治脑性瘫痪，眼针平喘、镇痛、疗偏瘫，鼻针麻醉，手针、足针治疗软组织损伤，腕踝针治精神病、戒毒等，均具有显著疗效，显示了当代针灸奇法的威力，为针灸临床增添了新的内容。诚然，科学技术的飞速发展及科学理论的高度分化，将人们认识针灸医学的能力，提高到一个新水平。横断科学、边缘科学的不断涌现，又以新的思维和方法帮助开展针灸整体性的综合研究，相信针灸奇法将不断发展，不断创新。

针灸奇法治病术为针灸临床开辟了特殊的治疗途径，它既补充了常规针灸治病的不足，又为针灸治疗提供了疗效确实的新方法，丰富了针灸学的内容。针灸奇法已广泛应用于内科、外科、妇科、儿科、五官科等临床各科疾病的治疗。

第 二 章

眼针治病奇法

眼针疗法是在眼眶周围穴区用毫针针刺或其他针灸方法刺激以治疗全身疾病的一种新的针灸疗法。

第一节　眼针疗法的源流

一、眼针疗法是《黄帝内经》"观眼察病"的综合发展

《黄帝内经》不仅在目诊理论上阐明了诊目的方法，而且从察目色、血络、瞳孔等方面来识别疾病的寒热虚实、病位、预后等，为眼针疗法提供了理论依据。

（一）察目中五色辨病

1. 从目中五色判断脏腑病位

《灵枢·论疾诊尺》言："目赤者病在心，白在肺，青在肝，黄在脾，黑在肾。"《灵枢·五阅五使》说："肝病者，眦青。"说明观目中白睛出现赤、白、青、黄、黑等五色变化，可明确病在何脏腑。

2. 从目中五色判断病性

《灵枢·邪客》说："视其血脉，察其色，以知其寒热痛痹。"《灵枢·五色》亦说："青黑为痛，黄赤为热，白为寒。"可见从目中五色变化可以了解疾病的寒热痛痹。

3. 观目中五色判断疾病预后

《灵枢·邪客》云："因视目之五色，以知五脏而决死生。"《素问·脉要精微论》亦云："夫精明五色者，气之华也……五色精微象见矣，其寿不久也。"也就是说，我们可以观目中五色，通过色泽改变判断疾病预后；视目精明间之气血，可观脏腑不足、有余。

（二）观目中赤脉辨病

《灵枢·论疾诊尺》说："诊目痛，赤脉从上下者太阳病，从下上者阳明病，从外走内者少阳病。"说明从目中赤脉走向可知病之何在。另外，目中白睛有赤脉贯入瞳孔中，是病势危重的征象。

（三）察目窠、目下辨病

《灵枢·论疾诊尺》云："视人之目窠上微肿，如新卧起伏……风水肤胀也。"《素问·风论》亦云："肝风之状……诊目下，其色青。"《素问·评热病论》说："水者阴也，目下至阴也，腹者至阴之所属，故水在腹者，必使目下肿也。"说明观目窠与目下的变化可辨水与风之症。

二、《证治准绳》对眼的脏腑划分为眼针疗法奠定基础

明代王肯堂《证治准绳》不仅论及眼的理论基础和临床证治，还涉及目的脏腑划分。《证治准绳·杂病》中关于目提出："内有大络六，谓心肺脾肝肾命门各主其一。中络八，谓胆胃大小肠三焦膀胱各主其一。外有旁支细络莫知其数，皆悬贯于脑，下连脏腑，通畅气血往来，以滋于目。故凡病发，则有形色丝络显见，而可验内之何脏腑受病也。"这对于后世"观眼识病"的发展具有深远影响。其目的八卦脏腑划分为眼针疗法穴区分布提供了理论依据。《证治准绳》称"眼具五脏六腑也"，提出："乾居西北，络通大肠之府，藏属于肺；坎正北方，络通膀胱之府，藏属于肾；艮位东北，络通上焦之府，藏配命门；震正东方，络通胆之府，藏属于肝；巽位于东南，络通中焦之府，藏属肝络；离正南方，络通小肠之府，藏属于心；坤位西南，络通胃之府，藏属于脾；兑正西方，络通下焦之府，藏配肾络。左目属阳，阳道顺行，故廓之经位法象亦以顺行。右目属阴，阴道逆行，故廓之经位法象亦以逆行。"眼的八卦脏腑划分见图2-1。

三、彭静山创眼针疗法

著名针灸学家彭静山教授根据《黄帝内经》"观眼察病"和《证治准绳》对眼的脏腑划分理论，在20世纪70年代创眼针疗法，为针灸治病提供了一种有效的治疗方法。眼针疗法自1982年公布于世后，不少学者分别对眼针进行临床研究和实验研究，其临床和解剖学结果均肯定了彭氏的眼针穴区划分和眼针疗法的临床价值，使眼针疗法得到推广应用。目前，眼针疗法已广泛应用

于内科、外科、妇科、儿科、五官科等各科急慢性疾病的治疗，并取得显著疗效，深得国内外学者好评。

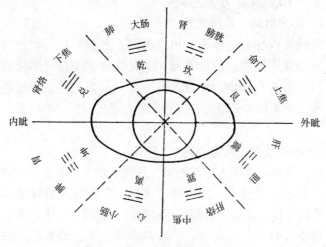

图2-1　眼的八卦脏腑划分图（左眼）

第二节　眼针疗法的理论基础

眼针疗法具有显著效果，只需在眼眶边缘穴区进行针刺，就能够治疗全身疾病。之所以如此，主要是眼与经络沟通，通达内外，联络脏腑。

一、眼与五脏六腑的关系

《灵枢·大惑论》云："五脏六腑之精气，皆上注于目而为之精。精之窠为眼，骨之精为瞳孔，筋之精为黑眼，血之精为络，其窠气之精为白眼，肌肉之精为约束。裹撷筋骨血气之精而与脉并为系，上属于脑，后出于项中。"说明眼依赖五脏六腑精气濡养，才能发挥正常生理作用。《证治准绳》说："目窍于肝，主于肾，用于心，运于肺，藏于脾。"《太平圣惠方》指出："明孔遍五脏，脏气若乱，目患即生。"所以，脏腑功能失调，目失精气所养，其生理功能势必受影响，表现出各种病理现象。

（一）眼与心、小肠的关系

1. 心主血脉，目得血养

血脉运行在心气作用下川流不息，上输于目，而目得血供养充分而光明清澈。故《素问·五脏生成》说："诸脉者，皆属于目。"若心气虚，血液运行不足，目养失足，则眼花。所以，《太平圣惠方》指出："心气通，眼无其疾。心气滞，目减其光。"

2. 心主藏神，目为心使

心主藏神，主宰人精神意识、思维活动。《灵枢·大惑论》云："目者心之使也，心者神之舍也。"人类的精神活动统于心，外露于目。正如《素问·解精微论》所说："夫心者，五脏之专精也。目者，其窍也。"心乃神明之府，为五脏六腑之大主，脏腑精气所使。若心动则五脏皆摇。目赖脏腑精气所养，视物又受心神支配，所以人体脏腑精气血的盛衰及精神活动的状态均能反映于目。若心主神明生理失调，可出现目视不明、目中无神等征象。

3. 眼与小肠的关系

小肠为"受盛之官，化物出焉"。小肠消化食物将精微物质吸收成为血液物质基础。小肠功能旺盛，吸收精微物质丰富，血液充足，目得濡养；反之，血液不足，目失濡养而出现视觉异常。另外，心与小肠相表里，其经脉相互属络，它们的功能是否正常，不仅相互影响，而且可影响到眼的功能。

（二）眼与肝、胆的关系

1. 肝开窍于目

《黄帝内经》云："肝开窍于目。"肝通过肝脉与目相通，肝脉沟通内外，目成为肝与外界相通的窍道，而肝之气血通过肝脉不断地输于眼，从而维持眼的正常活动，故肝的病理变化可反映于眼，察视眼睛异常表现，又可测知肝的病理变化。《仁斋直指方》指出："目为肝之外候也。"

2. 肝主藏血

肝主藏血，具有贮藏和调节血量的功能。肝把有丰富营养的血液供养于目，从而保证目的视物功能。故《素问·五脏生成》提出："肝受血而能视。"肝病而贮藏血液不足或失去调节供血能力，会使眼发生病理变化，出现诸如目干涩昏花、夜盲等症状。

3. 肝气调和，目能辨色

肝主疏泄，具有调畅气机功能，气能行血及津液，使之供养于目。肝疏泄正常，肝气冲调顺达，则人身气机调畅，气血和调，经络通利，脏腑生理功能正常，且能辨色视物。所以，《灵枢·脉度》指出："肝气通于目，肝和则目能辨五色矣。"

4. 眼与胆的关系

肝与胆相表里，肝胆经脉有相互络属关系。肝之余气溢于胆而成胆汁，而眼内神膏乃胆汁渗润精汁而成。正如《审视瑶函》所言："神膏者，目内包函之膏液。此膏由胆中渗润精汁，升发于上，积而成者，方能涵养瞳神。此膏一衰，则瞳神有损。"由此可知胆对维系眼的正常活动非常重要。

（三）眼与脾、胃的关系

1. 脾主运化

脾主运化，为后天之本，气血生化之源，五脏六腑之精气均源于脾。故《证治准绳》说："夫五脏六腑之精气，皆禀受于脾土而上贯于目。脾者诸阴之首也，目者血气之宗也，故脾虚则五脏之精气皆失所司，不能归明于目矣。"所以，脾主运化兴旺，气血来源充足，目得所养而视万物。

2. 脾主升阳

《素问·阴阳应象大论》谓"清阳出上窍"，是指清阳之气能升达目窍等五官，目得其温养，目窍通利，目视明清。李东垣认为："脾主清阳之气得升，目窍通利。""清阳不升，九窍不利"，其中包括目窍不利，为目疾。如脾气下陷，则出现上胞下垂等症状。

3. 脾主肌肉，主统血

脾主肌肉，眼睑之开合，目之转动，全为脾所主。若脾虚肌肉无力，则眼睑开合失常。脾主统血，血随气行，血运目络，防止逸出络外。若脾气虚，统摄无能，血溢络外，会导致出血性眼病。

4. 眼与胃的关系

胃为水谷气血之海，气血津液化生之本。胃气旺盛，目得气血津液濡养充足，否则会出现眼病。故《脾胃论》称："胃气一虚，耳、目、口、鼻俱为病。"可见胃气于眼十分重要。

脾主升清，胃主降浊，清阳出上窍，浊阴出下窍，如是则升降正常，出入有序，诸无可虑，眼目自安。反之，清阳不升，目窍不利，浊阴泛上清窍，则出现目视不明。另外，脾胃相表里，有相互络属关系，其生理、病理均与眼关系密切。

（四）眼与肺、大肠的关系

1. 肺主气

肺主一身之气，司呼吸，朝百脉，气帅血行，流畅灌注全身脏腑、器官，则目得所养。肺气调和，各脏腑气机升降出入有序，脏腑精阳之气皆输注于目，目视精明。肺气不足，血行不畅，目失所养，则昏暗不明，即出现《灵枢·决气》所称的"气脱者，目不明"的临床症状。

2. 肺主通调水道

肺具有疏通和调节全身水液代谢的作用，目得水液则光滑润泽。如肺功能失调，目无液润，则干涩不适。另外，《灵枢·决气》又说："目病虽多由肝，但常统于肺。"可见肺与眼的关系是何等重要。

3. 眼与大肠的关系

大肠的主要功能为传导糟粕，与肺相互表里，肺之肃降有助大肠的传导功能，大肠传导正常，则有助于肺气的肃降。若大肠功能障碍，腑气不通，可影响肺气的肃降而出现眼的异常变化。另外，由于肺与大肠有经脉络属关系，故两者的功能是否正常，可相互影响，从而波及眼。

（五）眼与肾、膀胱的关系

1. 肾主藏精

肾主藏精，肾受五脏六腑之精而藏之，而赖五脏六腑之精所养。肾精充足则五脏六腑之精气旺盛，目充明亮。另肾精能生髓通于脑，目系上属于脑，肾精充沛，髓海丰满，则目光敏锐。如果肾精不足，髓海空虚，五脏六腑之精失养，则目视不明。所以，《灵枢·海论》说："髓海不足，目无所见。"

2. 肾主水液

肾主水液，是指肾气具有司体内津液代谢的输布排泄及维持体内代谢平衡的作用。肾气旺盛，水能转化成津液，上荣于目。《灵枢·五癃津液别篇》云："五脏六腑之津液，尽上渗于目。"这些津液输布调节靠肾气所主。肾之功能正常，津液上荣于目，则目明；若肾之功能失调，气化不利，水液潴留上泛于目，则出现眼内、外水肿等症。

3. 眼与膀胱的关系

肾与膀胱直接相通，有经络相互属络关系，互为表里。膀胱具有贮藏尿和排尿的作用，但其作用有赖肾的气化。肾气充足，膀胱开合有度，维持水液代谢正常。肾与膀胱相辅相成，才能使水液正常转化，否则水湿停聚，上泛造成目疾。

（六）眼与三焦的关系

三焦主通行元气与运行水道。《中藏经》说："三焦总领五脏六腑营卫经络，内外左右上下之气也。三焦通，则内外左右上下皆通也，其周身灌体，和内调外，荣左养右，导上宣下。"上输于目之精气精液无不通过三焦运行。三焦也具有疏调水道作用，若三焦失调，水道不利，升降出入无序，水液潴留，上犯于目，则出现目疾。所以，眼与三焦关系密切。

二、眼与经络的关系

眼与脏腑密切相关，主要依据经络为主贯通，从而把人体连成一个统一的整体。经络"内属脏腑，外络肢节"，运行气血于周身。《灵枢·邪气脏腑病形》指出："十二经脉，三百六十五络，其血气皆上于面而走窍，其精阳气上走于目而为之精。"说明眼与整体保持着有机联系，正常发挥并维持眼的视觉功能，在于经络的贯通，使血气上荣。可以说，眼与经脉有直接联系。

（一）十二经脉与眼的关系

1. 手阳明大肠经与眼的关系

手阳明大肠经其支者络于下鼻旁之迎香穴，与足阳明胃经相接。手足阳明经脉气相通，又是多气多血之经，有温养眼的作用。大肠经通过足阳明胃经与眼发生间接联系。

2. 手太阴肺经与眼的关系

手太阴肺经属肺络大肠。肺主气，肺气调和，各脏腑气机升降出入有序，脏腑精气皆上注于目，则目视明亮。可见，手太阴肺经与眼相关。

3. 足阳明胃经与眼的关系

足阳明胃经起于鼻旁，交会鼻根，与足太阳膀胱经交会于睛明穴。足阳明之正，属胃，散之于脾，上通于心，循咽出于口，上頞顿，还系目系。另外，足阳明经筋，为目下纲。可见足阳明胃经与眼直接相连。

4. 足太阴脾经与眼的关系

足太阴脾经，属脾、络胃。脾为后天之本，气血生化之源，脾旺气血生化充足，目得气血滋养而发挥正常功能。另外，脾经与胃经相表里，脾经通过胃经与眼发生间接联系。

5. 手少阴心经与眼的关系

心手少阴之脉，其支者，从心系上挟咽，系目系。而手少阴络脉循经入于心中，系舌本属目系。手少阴之正，上走喉咙，出于面，合目内眦。可见心经与眼直接相连。

6. 手太阳小肠经与眼的关系

手太阳小肠经其支者上颊至目锐眦，另一支脉抵鼻至目内眦。该经两支脉上行到目，一条至目锐眦交会瞳子髎，另一条至目内眦交会睛明穴，下接足太阳膀胱经。说明手太阳小肠经与眼发生直接联系。

7. 足太阳膀胱经与眼的关系

足太阳膀胱经起于目内眦。《灵枢·寒热病》说："足太阳有通项入脑者，正属目本，名曰眼系……在项中两筋间，入脑乃别阴跷、阳跷于目内眦。"足太阳经筋其支者为目上纲。可见眼与足太阳经直接相连。

8. 足少阴肾经与眼的关系

足少阴肾经属肾、络膀胱。肾主藏精为目视之本，脏腑功能正常，肾精充足，目视精明。另外，肾经与足太阳膀胱经相表里，肾经通过膀胱经与眼发生间接联系。

9. 手厥阴心包经与眼的关系

手厥阴心包经属心包、历络三焦。心包代心行令，可以说心包也与眼关系密切。《证治准绳》指出："心者，君火也，主人之神，宜静而安，相火代行其令。相火者，包络也，主百脉，皆荣于目。"另外，心包经与三焦经相表里，通过三焦经与眼发生间接联系。

10. 手少阳三焦经与眼的关系

手少阳三焦之脉其支者至目锐眦，手少阳经筋其支者又属目外眦。可见三焦经与眼直接相连。

11. 足少阳胆经与眼的关系

足少阳胆经起于目锐眦，其支者从耳后入耳中，出走耳前，至目锐眦；另一支脉别目锐眦下大迎，合手少阳。足少阳之正，散于面，系目系，合手少阳于外眦。而足少阳之筋，支者结于目外眦，为外维。所以，足少阳胆经与眼相连。

12. 足厥阴肝经与眼的关系

足厥阴肝经上贯膈，布胸胁，循喉咙之后，上连目系。

（二）奇经八脉与眼的关系

1. 督脉与眼的关系

《素问·骨空论》载："督脉与太阳起于内眦，其少腹直上者以上系两目下中央。"可见督脉与眼直接联系。

2. 任脉与眼的关系

《素问·骨空论》载："任脉者……上颐循面入目。"任脉与眼有直接联系。

3. **冲脉与眼的关系**

《灵枢·逆顺肥瘦》指出："夫冲脉者，五脏六腑之海也，五脏六腑皆禀焉。"因目受五脏六腑之精气所养，而五脏六腑又禀受冲脉的气血濡养。冲脉旺盛，五脏六腑之气血充足，目得濡养充分而光明敏锐。所以，冲脉也与眼有密切联系。

4. **带脉与眼的关系**

《奇经八脉考》言："带脉者，起于季胁足厥阴之章门穴，同足少阳循带脉穴围身一周，如束带然。"带脉与肝、胆经直接相连，而肝、胆经均与眼直接相连。所以，带脉与眼有间接联系。

5. **阴跷脉与眼的关系**

《灵枢·脉度》指出，阴跷脉"少阴之别……入頄，属目内眦，合于太阳、阳跷而上行"。可见阴跷脉与目内眦相连。

6. **阳跷脉与眼的关系**

《灵枢·寒热病》认为，足太阳经通过项部入于脑内，正属目系，在后项正中两筋间入脑，分别与阴跷、阳跷交会于目内眦。可见阳跷脉与目内眦相连。

7. **阳维脉与眼的关系**

《素问·刺腰痛论》言："阳维之脉，脉与太阳合腨下间。"说明阳维脉与足太阳经直接联系，而足太阳经与眼直接相连，所以阳维脉与眼间接联系。

8. **阴维脉与眼的关系**

《奇经八脉考》载："阴维起于诸阴之交……循胁肋会足厥阴于期门。"说明阴维脉与足厥阴直接联系，阴维脉通过肝经与眼间接联系。

综合上面所述，经脉均直接或间接通过表里经与眼发生联系。足三阳经起于眼或其边缘，手三阳经皆有支脉止于眼边或其附近，足厥阴经、手少阴经与目系相通，奇经八脉中任脉、督脉、阴跷脉和阳跷脉与目内眦或下方相连。眼的经络分布见图2-2。

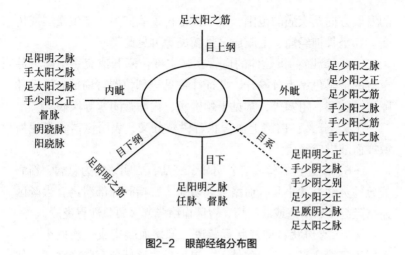

图2-2 眼部经络分布图

三、观眼察病

观眼察病是观看白睛血络改变来诊断疾病的方法。正常人白睛上的血管细而不明显，当发病以后血管的形状、颜色均发生变化，临床上可根据这些变化诊察疾病。《灵枢·邪客》指出："视其血脉，察其色，以知寒热痛痹。"又说："因视目之五色，以知五脏而决死生。"所以我们可以察目之血络改变来判断疾病的部位及病性。正如《证治准绳》所言："凡病则有形色丝络显见，而可验内之何脏腑受病也。"《普济方》亦有"五脏有病，皆形于目"之说。

白睛诊法遵循一定的规律，一般血络改变所在区域即该区所代表的脏腑或经脉出现病变，左眼改变主躯体左侧病变，右眼改变主躯体右侧病变。

（一）从经区血络形状变化判断疾病

（1）根部粗大：多属顽固性疾病，病程长，多有器官损伤。如心脏病、慢性肾病等可见此现象。

（2）曲张或怒张：若见相应区域血管呈曲张或怒张状，多属血瘀证或病情较重、较急。如急性肝炎、急性肺炎等可见此现象。

（3）延伸：指血丝很长，延伸到其他区域，这多表示病情的发展方向及疾病的范围，说明该部位疾病向另一部位发展或传变。如坐骨神经痛、上肢痛、骨髓炎等可见此现象。

（4）离断：指延伸的血管在一定部位断开或突然中断，甚至有的被黑色瘀点分隔开，此征往往见该部位器官局部血液循环障碍、狭窄、阻塞等，常见于颈椎病、输卵管闭塞等疾病。

（5）分叉：白睛上血管状若树枝分叉，表明该器官炎症播散或血液供应障碍。

（6）隆起：血丝浅表、明显、红活，表明该病为急病、新病或急性炎症。如小肠区血络隆起多属十二指肠球部溃疡，大肠区血络隆起多属痔疮或肛门病，胃区血络隆起多属急性胃炎。

（7）雾斑状：即片状青紫斑，像瘀血凝集成一模糊小片，多属于气滞血瘀（虫积除外），提示患者该部位有胀痛症状。如在肝、胆区见此征，多提示肝气郁结；若见于女性可提示有乳房疾病，如乳腺小叶增生等。

（8）黑点：即血丝末端的黑色瘀点，往往与雾斑同时出现，一般属血瘀证，提示有损伤（包括陈旧伤、手术伤），亦见于肝硬化患者。如见于小儿，多提示为虫积。

（9）黑圈：在白睛上见一种比黑点稍大的黑色圆圈，提示有严重瘀血症状和该部位有包状肿块出现。

（10）蜘蛛网状：提示患者有风痰，有瘀血。哮喘病多见。

（11）横行：即血络呈"一"字形，提示有严重消化系统疾病。

（二）从血络颜色来判断疾病

（1）血络鲜红：多为新病，急病，热病。

（2）血络紫红：多为邪热入营，灼津为痰，灼血为瘀。

（3）血络红绛：表示症状加重、加深，也表示病情恶化。

（4）血络红中带黑：多为新病治疗不愈，入里化热，热炽血滞，瘀血内生；表示病程长，瘀血重，邪热盛，正气始衰。

（5）血络红中带黄：黄为胃气的象征，亦为瘀血化解后的表现；红中带黄，提示病情好转，热病减轻。

（6）血丝淡黄：为病将愈，或该病症消失；如果血丝色淡黄略红，表明病情虽好转，但余热未清。

（7）血络浅淡：属虚证，寒证；部分血丝浅淡亦属正常现象。区别在于：病变者，血丝多而乱；正常者，血丝少而直。

（8）血络暗灰色：为陈旧性病灶。

第三节　眼针穴区分布及主治

一、眼针穴区分布

眼针穴区分为"八区十三穴"。具体划分方法为：两眼向前平视，经瞳孔中心作一水平线，并延伸过目的内眦和外眦，再经瞳孔中心作一竖线与该水平线相垂直，并延伸过眼上眶和下眶，即将眼分为四个象限。然后再将每个象限划分为两个相等区，即将眼划分成八个相等区，分别为1、2、3、4、5、6、7、8区。2、4、7区不变，其余各区再划分成两个相等区，共分成13个穴区。2、4、7穴区各占45°，其余穴区各占22.5°。2、4、7穴区分别代表上焦、中焦、下焦区；1、3、5、6、8五区，每区代表相表里的脏腑，即1区肾、膀胱，3区肝、胆，5区心、小肠，6区脾、胃，8区肺、大肠。眼针穴区分布于眼眶边缘外0.5 cm处，如图2-3。

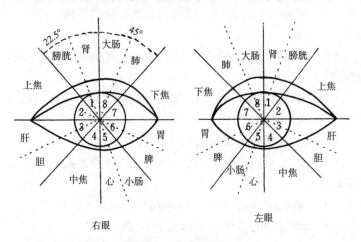

图2-3　眼针穴区分布图

二、眼针穴区主治作用

（一）各脏腑穴区主治本脏腑或经脉的疾病

（1）肺区：主治咳嗽、哮喘、肺咯血、肺癌引起的胸痛，急性荨麻疹，以及肺经体表循行所过的部位疼痛。

（2）大肠区：主治痔疮、便秘、脱肛、泄泻、头痛，以及大肠经体表循行所过的部位疼痛。

（3）胃区：主治胃脘痛、呕吐、呃逆、面瘫，以及胃经体表循行所过的部位疼痛。

（4）脾区：主治泄泻、腹痛、胃脘痛、四肢肌肉疼痛、舌根痛，以及脾经体表循行所过的部位疼痛。

（5）心区：主治心绞痛、心悸、失眠、癫痫发作、中风失语、舌尖痛、昏迷、面部痤疮，以及心经体表循行所过的部位疼痛。

（6）小肠区：主治慢性泄泻、落枕、颈椎病，以及小肠经体表循行所过的部位疼痛。

（7）膀胱区：主治急性腰扭伤、腰肌劳损、落枕、颈椎病、后头痛、背痛、坐骨神经痛、肾绞痛、遗尿、小便失禁、尿潴留、抽筋。

（8）肾区：主治腰痛、遗精、早泄、全身骨痛、哮喘、肾绞痛、足心痛、脐周痛。

（9）胆区：主治偏头痛、胁肋痛、侧腰痛、坐骨神经痛、胆绞痛。

（10）肝区：主治高血压、痛经、月经不调、精神障碍、头痛、疝气、胸胁痛。

（二）上焦区主治膈肌水平以上疾病

（1）头面五官疾病：头痛，面瘫，三叉神经痛，下颌关节功能紊乱。

（2）颈项部疾病：落枕，颈椎病，颈肌劳损，颈部扭伤。

（3）胸部疾病：哮喘，咳嗽，心绞痛，心悸，胸背痛。

（4）上肢疾病：脑卒中上肢瘫痪，肩周炎，肱骨外上髁炎，腕关节扭伤。

（三）中焦区主治膈肌水平以下、脐水平以上疾病

（1）肝胆疾病：胁肋痛，胆绞痛，肝癌引起的疼痛。

（2）脾胃疾病：胃脘痛，呕吐，呃逆，泄泻，胰腺炎引起的腹痛。

（3）其他疾病：腰背痛，肾绞痛。

（四）下焦区主治脐水平以下疾病

（1）生殖泌尿系统疾病：痛经，遗尿，胎位不正，妊娠腹痛。

（2）腰腿部疾病：腰骶痛，坐骨神经痛，脑卒中下肢瘫痪，踝关节扭伤及其他原因引起的下肢疼痛。

（3）其他疾病：脱肛，痔疮疼痛。

第四节　眼针疗法的取穴原则

眼针疗法取穴原则是以脏腑经络辨证为指导。首先根据疾病症状、体征，综合分析以辨明疾病在何脏腑、何经络，来决定选取穴区。眼针取穴一般分为循经取穴、脏腑辨证取穴、三焦辨证取穴、观眼取穴及探穴取穴五种。

一、循经取穴

循经取穴是根据经络辨证来选穴的一种取穴方法。临床上依疾病的症候和病变所过的部位，判断疾病所在经脉，以决定取穴。循经取穴又分为循本经取穴、循他经取穴和多经取穴。

（一）循本经取穴

凡取本经所属穴区治疗本经的症候和病变所过部位者，称为循本经取穴。如咳喘、烦心、胸满、上肢桡侧前缘痛等属肺经症候，取肺区来治疗。这种取肺区治疗肺经疾病的方法，称为循本经取穴。又如颈项痛不可以顾或肘臂外后廉痛等属于小肠经症候，取小肠区来治疗，也称循本经取穴。

（二）循他经取穴

凡在某经病的症候中，不取本经穴区而取他经穴区来治疗，称为循他经取穴。一般取相应的表里经穴区来治疗。如胁肋痛伴侧头痛、口苦等属胆经症候，取肝区来治疗，称为循他经取穴。

（三）多经取穴

由于病变综合征及所过部位涉及多经病变者，取多经穴区来治疗。如坐骨神经痛，症状为从腰臀向大腿、小腿后外侧放射性疼痛，属膀胱经、胆经病变，取胆区、膀胱区来治疗者，属于多经取穴。

二、脏腑辨证取穴

脏腑辨证取穴是根据脏腑生理功能失调的见证辨明疾病所在脏腑来决定选取脏腑穴区治疗疾病的一种取穴法。如胃脘痛，证属肝气犯胃者取胃区、肝区；高血压眩晕，证属肝阳上亢者取肝区，证属肾虚者取肾区，证属痰浊中阻者取脾区；又如不寐，证属心脾两虚者取心区、脾区，证属肝郁血虚者取肝区、脾区，证属心虚胆怯者取心区、胆区，证属心肾不交者取心区、肾区，证属胃气不和者取胃区。这些均属脏腑辨证取穴。关于脏腑辨证内容请参阅有关中医基础的书籍。

三、三焦辨证取穴

三焦辨证取穴是根据病症和部位所属上、中、下三焦不同来对应取穴。如头面五官、上肢、心肺之疾取上焦，腰骶、生殖泌尿、下肢之疾取下焦，肝胆、脾胃之疾取中焦。

四、观眼取穴

观眼取穴是根据白睛血络形状及颜色改变所属部位来进行取穴的一种方法。不管什么病，只要在白睛穴区血络有明显病理改变，即取该区相应穴区。

五、探穴取穴

本法是用三棱针针柄在眼周穴区进行均衡用力按压，寻求过敏点。如在某点出现明显酸、麻、胀、重或发热、发凉或轻松感等，则该点即为要针刺的部位，可以加重压力，使皮肤出现一小凹，作为针刺点的标志。

以上五种取穴原则可单独使用，也可以联合应用。

第五节　眼针疗法的适应证

眼针疗法的适应证较广，遍及内科、外科、妇科、儿科、五官科等各科疾病。它不仅用于治疗许多功能性疾病，而且对部分器质性疾病也有一定的疗效。临床上眼针对急性病有较好疗效，但对一些慢性病效果不理想。

（1）眼针对脑血管疾病，包括脑血栓形成、脑梗死、脑出血，以及脑外伤所致的偏瘫疗效较佳。病程在3个月以内者效果较好，超过半年疗效较差。

（2）眼针对各种疼痛性疾病，如头痛、颈痛、心痛、肋间神经痛、急性腰扭伤痛、胆绞痛、肾绞痛、肩周炎痛、胃脘痛、坐骨神经痛、腕踝关节扭伤痛、痛经等有良好的镇痛效果。

（3）对一些炎症性疾病，如急性睾丸炎、胆囊炎、面神经炎、风湿性关节炎、气管炎、IgA（免疫球蛋白A）肾炎等有一定消炎治病作用。

（4）对一些功能紊乱性疾病，如高血压、低血压、月经不调、失眠、胃肠功能紊乱等具有良好的调节作用。

（5）对哮喘、荨麻疹、肢体麻木、面肌痉挛、震颤等疾病也有一定治疗效果。

第六节　眼针刺灸法

眼针刺灸是眼针治病的关键，正确运用眼针刺灸法有利于提高眼针治病效果。眼针刺灸法包括毫针刺法、皮内针法、穴位磁疗法、激光穴位照射法、锟针按压法等。

一、毫针刺法

毫针刺法是眼针疗法的主要刺法。《灵枢·官针》说："病痹气痛而不去者，取以毫针。"毫针针刺眼针穴区可以治疗痹痛为主的疾病。

（1）毫针规格：一般选用0.5寸或1寸、30～32号不锈钢针灸针。

（2）操作方法：患者取仰卧位或坐位。选好穴区，常规消毒。医者先以左手拇指或食指压住眼球，并使眼睑皮肤绷紧，右手持针在眼眶缘外0.5 cm处轻轻刺入。直刺或斜刺时深度均以达到眼眶骨膜为度。针刺上眶时，针尖可斜向上，针体与水平线成45°角。针刺下眶时，针体与眼眶垂直。如图2-4。

（3）补泻手法：眼针手法以刮针补泻为主。用食指、中指抵住针尾，以拇指指甲轻轻向下刮针柄为补法，以食指或中指的指甲向上轻轻刮针柄为泻法。

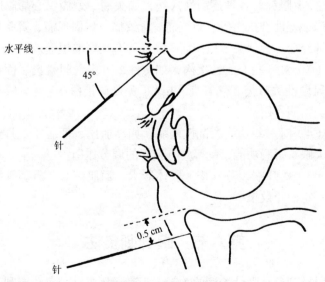

图2-4　眼针进针角度图

（4）得气：用毫针针刺入眼针穴区，使针刺部位产生酸、麻、胀、重的感觉，叫得气。《灵枢·九针十二原》指出："刺之要，气至而有效，效之信，若风之吹云。"说明眼针针刺是否得气，与疗效有密切关系。临床上无得气或得气较慢的患者效果较差或无效。"气速至而速效"在眼针治病过程中可得到验证。如眼针对哮喘发作者，针刺有得气，则平喘效果较快，否则效果较差。

（5）留针和出针：眼针留针时间一般为15分钟，留针期间，每5分钟运针1次。出针时，左手把清毒干棉球压在针的旁边，右手缓慢地把针拔出，待针尖将要脱出时，急以干棉球压住针孔约3分钟，以防出血。

（6）毫针针刺注意事项：①眼睑肥厚或眼睑静脉明显者慎用；②针刺时要保护眼球，防止伤及眼球；③针刺内眦的眼针穴区，要注意避免伤及内眦动脉；④肢体功能障碍或疼痛者，可一边针刺，一边嘱患者缓慢活动肢体，以加强疗效；⑤眼针针刺个别患者会出现晕针，要注意预防和处理。

二、皮内针法

皮内针埋藏于眼针穴区，主要用于毫针刺后的巩固治疗，如用于哮喘、痛证等针刺后的巩固治疗。操作方法是：患者平卧或坐位，定好穴区后消毒。医者左手拇指压住眼球，并把眼睑绷紧，右手持镊子夹住颗粒式皮内针的针身并轻轻沿皮刺入，针身露在外面，用胶布固定即可，留针2～3天。

因上眼眶有眉毛，皮内针一般用于眼针2、3、4、5、6、7区（见图2-3）。

三、穴位磁疗法

穴位磁疗法是运用磁场作用于眼针穴区来治疗疾病的一种治疗方法。眼针穴位磁疗具有镇痛、镇静、降压、调整经络的作用。

（1）使用器材：小号磁片，电针机，胶布。

（2）操作方法：先将电针机上一对输出的两个电极电线头分别置于两磁片上，胶布固定。然后将两块磁片分别贴于眼针穴区左右侧，胶布在上，病侧皮肤用正极磁片，健侧皮肤用负极磁片。将手指轻压住磁片，打开电针机通电，从低频到中频，使患者出现酸、胀、麻等感觉，并以患者感到舒服为度，一般持续通电15～20分钟。

（3）适应证：穴位磁疗适用于高血压、支气管炎、支气管哮喘、胃肠炎、神经衰弱、关节炎、头痛、三叉神经痛、坐骨神经痛、急性关节扭伤、肩周炎、腰肌劳损、颈椎病、痛经等病症。

（4）注意事项：不宜磁疗的情况包括，①急性心肌梗死、体质极度虚弱、高热者；②局部皮肤损伤、出血者；③磁疗后副作用明显者。

四、激光穴位照射法

激光穴位照射法是利用激光束照射眼针穴区来治疗疾病的一种方法。由于激光束照射治疗具有无痛、无菌、快速等特点，易被有针刺恐惧感的人所接受。

（1）使用器械：氦氖激光医疗机。

（2）操作方法：患者坐位或平卧，闭上眼睛。将激光医疗机电源打开，发射出橘红色光束，将光束对准眼针穴区。每日照射1次，每次取2～4个穴区，每穴照射2～5分钟。10次为1个疗程。激光机功率一般为1～30 mW，照射距离一般为2～3 cm。

（3）适应范围：激光眼针穴区照射具有通经活络、消炎止痛作用，临床应用于眼针疗法所适应的病症。

（4）注意事项：①采用激光治疗过程中，医者患者都应防护眼睛，不要让光束直射眼球；②光束要对准穴区一个点，不要随便移动光束。

五、锟针按压法

锟针（图2-5）是古代九针之一，《灵枢·九针十二原》

说："锃针长三寸半……锋如黍粟之锐，主按脉勿陷，以致其气。"《灵枢·官针》又说："病在脉，少气当补之者，取以锃针于井荥分输。"故锃针按压法主要用于身体虚弱或怕针刺的患者。另外临床上亦可用三棱针针柄代替锃针。

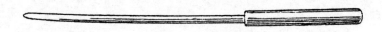

图2-5 锃针形状图

第七节 眼针疗法的临床应用

眼针疗法以辨病和辨证相结合为原则，先明确诊断，辨别是何病，其患病部位是属哪一经、哪一脏腑，是在表还是在里；再判断其属性是寒证或是热证，是虚证或是实证。最后在辨证基础上，确定治法，依眼针疗法的取穴原则，选穴治疗，才能取得预期效果。

一、脑卒中偏瘫

主穴：上焦区，下焦区。

配穴：伴有高血压者加肝区，失语者加心区，肌肉萎缩者加脾区，气滞血瘀者加肝区，气虚血瘀者加胃区，肝肾不足者加肝区、肾区。

病 案 选 录

◆ **病例1**

张某某，男，52岁，干部。初诊日期：1988年3月19日。

主诉：左半身不遂35天。

病史摘要：患者于1988年2月13日早晨2点钟睡醒后，发现自己左侧肢体不能活动。当时神清，无呕吐，无头痛，即送某医院急诊，经CT（计算机体层成像）检查诊断为右额颞区约2/3脑梗死，经多种西药治疗无效，家人邀请会诊后转来治疗。患者除左侧肢体瘫痪外，伴有肢体麻木疼痛感，夜晚视力欠清。否认有高血压、冠心病、糖尿病病史。

检查： 血压、心脏无明显异常，右上下肢肌力0～1级，肌张力偏高，左侧肱二、三头肌肌腱及双膝反射亢进，左侧巴宾斯基征及霍夫曼征均阳性，余病理神经反射未引出；舌淡暗，苔白，脉弦。

中医诊断： 中风（中经络）。

西医诊断： 脑梗死。

辨证： 气虚血瘀型。

治则： 益气活血，通经络。

取穴： 双上焦区，双下焦区。

治疗经过： 1988年3月19日上午给予针刺上方穴，得气后5分钟，嘱患者抬举左下肢，即能抬高30°角，上肢能水平移动。当时患者家属都称赞眼针疗效神奇。第2天针刺上方时左下肢能抬高到45°角。第3天治疗后下肢能抬高60°角，肌力2～4级，上肢肌力恢复到2级，家人扶能行走30米。治疗5次后，患者扶拐杖能行走，视力欠清消失，后配合补阳还五汤治疗1个月，左下肢肌力恢复至4～5级，上肢肌力3～4级，生活能自理。

◆ **病例2**

王某某，女，67岁，家庭主妇。初诊日期：1993年9月23日。

主诉： 右半身不遂伴失语6天。

病史摘要： 患者于9月17日吃饭时突然出现右半身不遂伴失语，当时神清，曾头痛及呕吐1次，即送某医院急诊，经静脉注射活血素等治疗后效果不理想，由熟人介绍来针灸。伴有痰多，胃纳差，流涎。

检查： 心率90次/min，血压120/70 mmHg，心房颤动，右侧上下肢近端肌力2级、远端肌力0级，肌张力正常，巴宾斯基征及霍夫曼征均阴性；运动性失语；舌暗，苔浊，脉弦滑而促；CT示左侧外囊腔隙性脑梗死。

中医诊断： 中风（中经络）。

西医诊断：脑梗死。

辨证：痰瘀阻络。

治则：化痰活血通络。

取穴：右上焦区，右下焦区。

治疗经过：先针右下焦区，得气后右下肢即能抬起，扶能行走几步。后针右上焦时右上肢即能上举。第2天能自起身，扶床能行走几步，但四肢乏力。针4次后家人扶能行走，手足指（趾）活动自如。针6次后能自行来针灸，针12次后肢体恢复正常，但仍失语，后因心律失常转入内科住院治疗。

◆ **病例3**

黄某某，男，60岁，干部。初诊日期：1992年9月15日。

主诉：右半身不遂2年，加剧26天。

病史摘要：患者右半身不遂2年，经中医治疗后能行走。1992年8月19日突然症状加重，伴头晕、呕吐。8月20日于广东郁南县中医院住院治疗，经中西医综合治疗后头晕、呕吐症状消失，但右侧肢体瘫痪未见改善，全身乏力，由该院邀请会诊。

检查：神志清，心率95次/min，血压135/94 mmHg，语言不利，右上下肢肌力0～1级，肌张力增高，右肱二头肌肌腱及膝反射亢进，脑膜刺激征阴性，右巴宾斯基征及霍夫曼征均阳性；舌暗红，少苔，脉弦细数。

中医诊断：中风（中经络）。

西医诊断：脑血栓形成。

辨证：阴虚阳亢伴血瘀。

治则：滋阴平肝，活血通络。

取穴：右下焦区。

治疗经过：针右下焦区，得气后患者即能抬腿45°角，扶能行走10米，佐以四关穴（双合谷、双太冲）平肝息风。第2天家人扶也能行走10米，守原方再针刺1次，右下肢恢复到3级肌力，说明眼针对脑卒中偏瘫有效。

◆ **病例4**

谭某某，女，56岁，工人。初诊日期：1993年10月27日。

主诉：右半身不遂40天。

病史摘要：患者因右半身不遂，经内科住院治疗能行走，语言流利，无头痛，但右上肢活动障碍，要求针灸治疗。

检查：心率85次/min，心律齐，右下肢肌力5级，上肢肌力3～4级，肌张力正常，右上肢外展上举仅平肩水平，右手握力差，巴宾斯基征及霍夫曼征均阴性；舌暗，苔薄白，脉弦；CT示脑梗死。

中医诊断：中风（中经络）。

西医诊断：脑梗死。

辨证：气滞血瘀。

治则：行气活血，舒筋通络。

取穴：右上焦区。

治疗经过：1993年10月27日及28日针刺头针右运动区及四关穴2次，症状无明显改善。10月29日改用针眼针上焦区，针刺得气后约1分钟，患者右上肢能外展上举肩水平上80°角。10月30日守眼针方治疗1次，右上肢活动正常，仅握力欠佳。

二、坐骨神经痛

主穴：膀胱区，胆区，下焦区（均为患侧）。

配穴：根性坐骨神经痛加肾区。

病案选录

◆ 病例1

郑某某，女，33岁，工人。初诊日期：1990年4月4日。

主诉：右臀向大腿放射性疼痛3年。

病史摘要：患者3年前因工作劳累出现右臀向大腿放射性疼痛，以久坐起身或久站尤甚，天气转变加剧，咳嗽无明显加重，时有腰痛，经理疗及口服消炎药未见好转。

检查：右侧直腿抬高试验45°角阳性，"4"字试验阴性，右环跳、上巨墟、委中等均有压痛。右眼胆区、中焦区血络紫暗，左眼下焦脉络赤红；舌暗，苔薄白，脉弦；X线检查示"腰5右侧横突肥大与骶1成假关节"。

中医诊断：痹证。

西医诊断：右侧坐骨神经痛。

辨证：气滞血瘀。

治则：行气活血，祛瘀通络。

取穴：右胆区，右中焦区。

治疗经过：1990年4月4日针上方眼穴时，患者直腿抬高试验60°角阳性，当天右臀向大腿放射性疼痛减轻。针刺4次后疼痛已较轻，久坐、久站无明显加剧，仅弯腰时不适。针刺6次后诸症消失，巩固治疗6次而愈。

◆ **病例2**

杨某某，女，54岁，工人。初诊日期：1992年8月5日。

主诉：右腰腿放射性疼痛20年，加剧1天。

病史摘要：患者因腰椎肥大引起右腰腿放射性疼痛20年，天气转变时症状加重，间歇服药治疗，症状时好时坏。1992年8月4日因下蹲体位不适致症状加重，不能安睡，不能行走，经外敷中药治疗症状未见减轻，由家人背来求诊。

检查：体形肥胖，右侧直腿抬高试验50°角阳性，"4"字试验阴性，左侧直腿抬高试验阴性，腰4及右环跳、委中均有压痛，腰部不能俯仰及转侧；舌暗，苔薄白，脉细。

中医诊断：痹证。

西医诊断：腰椎肥大继发右坐骨神经痛。

辨证：肾虚血瘀。

治则：补肾活血通络。

取穴：右膀胱区，右下焦区，右肾区。

治疗经过：8月5日针刺膀胱区、下焦区时腰部即能俯仰、转侧，右腿放射性疼痛减轻，针刺后家人扶能行走回家。针刺2次后能自行前来诊治，仍有腰痛，改为针刺肾区、膀胱区，佐以梅花针轻轻点刺腰部。共针刺5次后症状消失，随访半年无复发。

◆ **病例3**

夏某某，女，20岁，服务员。初诊日期：1992年11月7日。

主诉：右腰腿放射性疼痛3年。

病史摘要：患者3年前无明显诱因出现右腰腿放射性疼痛，久站、久坐加重，夜不能安睡，逢阴天加重，经服泼尼松、吲哚美辛、双氯芬酸钠肠溶片等药物治疗未见好转，伴有口干、口苦。

检查：右侧直腿抬高试验45°角阳性，"4"字试验阳性，腰4、腰5及骶2椎旁及右坐骨神经通路有多处压痛；舌红，苔黄，脉滑数；X线检查示"腰椎未见异常"，抗链球菌溶血素O试验（简称"抗O试验"）及红细胞沉降率均正常。

中医诊断：痹证。

西医诊断：右坐骨神经痛。

辨证：湿热遏阻。

治则：清利湿热，通络止痛。

取穴：右膀胱区，右胆区。

治疗经过：1992年11月7日按上方针刺时，患者右腰腿疼痛即时减轻，右腿能抬高60°角，当晚能安睡。经治疗6次症状全部消失，巩固治疗3次而愈。

◆ 病例4

熊某某，男，24岁，推销员。初诊日期：1990年10月15日。

主诉：右腰腿放射性疼痛50天。

病史摘要：患者50天前未见明显诱因出现右腰臀向下肢放射性疼痛，症状逐渐加重，近10天加剧，不能行走，不能站立，平卧后不能起身，夜不能睡，不能弯腰，由单位同事抬来针灸门诊要求住院治疗。

检查：面容痛苦，右侧直腿抬高试验20°角阳性，"4"字试验阳性，右侧章门、环跳、阳陵泉等压痛明显；舌暗，苔薄白，脉弦数。

中医诊断：痹证。

西医诊断：右坐骨神经痛。

辨证：气滞血瘀。

治则：行气活血，通络止痛。

取穴：右胆区。

治疗经过：给予针刺胆区，约2分钟后嘱患者抬高右腿，患者因怕痛不敢活动，经再三劝说，患者右腿即能抬高50°角，腰腿放射性痛明显减轻，患者面部出现笑容，能起身站立，留针20分钟出针能行走回家。第2天自行走来复诊，右腰腿痛较轻，依据上方再针刺1次而愈。

◆ 病例5

李某某，男，32岁，个体户。初诊日期：1990年3月5日。

主诉：右腰腿放射性疼痛7天。

病史摘要：患者出现右腰腿放射性疼痛7天，行走受限，蹲下后难起，不能坐正，穿鞋困难，夜晚右腓肠肌疼痛难忍，每晚需服止痛片止痛，但3小时后疼痛又复发。

检查：右侧直腿抬高试验30°角阳性，"4"字试验阴性，沿右坐骨神经通路的大肠俞、环跳、委中、承筋、承山等均有压痛；右眼下焦血络暗红；舌边红，苔薄白，脉弦。

中医诊断：痹证。

西医诊断：右坐骨神经痛。

辨证：气滞血瘀。

治则：行气活血，通络止痛。

取穴：右膀胱区，右下焦区。

治疗经过：治疗初期采用体针针刺大肠俞、环跳、委中，挑治膀胱俞、秩边、承山，2%普鲁卡因加泼尼松龙封闭，治疗4次无效。3月9日改用眼针治疗，先针刺下焦区右腿能抬高到60°角，再针刺膀胱区即能坐起自然，腰腿疼痛明显减轻，能下蹲起身。3月10日复诊，诉针刺后当晚不需服止痛片能安睡，但早起时有轻微腰腿痛，守上方治疗4次而愈。

三、腰椎间盘突出

主穴：膀胱区，胆区，下焦区。

配穴：腰正中痛加肾区，扭伤而致者加心区。

◆ **病例1**

曾某某，女，54岁，干部。初诊日期：1989年4月29日。

主诉：腰臀并向双下肢放射性疼痛1个月，加剧2天。

病史摘要：患者1个月前因搬重物后出现腰臀痛，并向下肢后外侧放射，经服双氯芬酸钠肠溶片、吲哚美辛等药物治疗未见好转，近两天加重，不能坐及行走，由其丈夫背来求诊。

检查：腰4至骶2两旁及沿双侧坐骨神经通路有多处压痛，双侧直腿抬高试验20°角阳性，椎间孔挤压试验阳性；双眼中焦区血络充盈呈暗红色；舌暗，苔薄白，脉弦细；CT示腰5/骶1椎间盘突出。

中医诊断：腰腿痛。

西医诊断：腰5/骶1椎间盘突出。

辨证：气滞血瘀。

治则：行气活血，通络止痛。

取穴：双下焦区，双中焦区。

治疗经过：按上方针刺，得气后嘱患者抬高下肢，开始患者顾虑，再三说明后患者试抬左腿，即已能抬举50°角，右腿能抬起45°角，留针25分钟，出针后患者能行走回家，并广泛宣传眼针疗法的神奇效果。

◆ **病例2**

朱某某，男，35岁，工人。初诊日期：1990年10月23日。

主诉：腰痛35天。

病史摘要：患者1年前因腰椎间盘突出，经住院治疗后症状消失。35天前因提重物后出现腰痛，双足麻痹，弯腰、转侧障碍，坐而难起，经服活血祛瘀中药治疗无效。

检查：腰4、腰5椎间压痛明显，肾俞亦有压痛，双侧直腿抬高试验均50°角阳性，拾物试验阳性；舌暗，苔薄白，脉弦；X线检查示腰4、腰5椎间盘轻度突出。

中医诊断：腰痛。

西医诊断：腰椎间盘突出。

辨证：气滞血瘀。

治则：行气活血，通络止痛。

取穴：左肾区。

治疗经过：取上方针刺，得气后眼周有胀麻感，约运针1分钟时两大腿内外侧有热胀流动感，2分钟腰痛开始减轻，起坐自如，留针15分钟腰痛消失。第2天复诊无腰痛复发。

◆ **病例3**

曾某某，男，54岁，工人。初诊日期：1992年3月27日。

主诉：右腰腿放射性疼痛难忍7天。

病史摘要：患者7天前挖地下水道时突然出现右腰腿放射性疼痛，不能行走，弯腰转侧障碍，不能正坐，经注射泰必治、口服双氯芬酸钠肠溶片等药物治疗未见好转。今由平车推来就诊，诊时右腰腿痛难忍，呈刀割样。

检查：面容痛苦，不能转身，右侧直腿抬高试验10°角阳性，腰2至腰5，以及右侧环跳、承山、殷门等压痛明显；右眼肝胆区血络紫暗；舌淡暗，苔白，脉弦；X线检查示腰2/腰3椎间盘突出。

中医诊断：腰腿痛。

西医诊断：腰椎间盘突出。

辨证：气滞血瘀。

治则：行气活血，祛瘀通络。

取穴：右胆区，右膀胱区。

治疗经过：按上方针刺，得气后右腰腿痛减轻，并能起身行走，在场有许多患者观看并称赞眼针镇痛之神效。留针30分钟。第2日复诊时腰痛减轻，但右腿麻胀，守原方加左肝区治疗，腿胀消失，但仍有麻感。经3次治疗后症状好转，但因患者路远，来诊不方便，收入病房继续治疗。

四、急性腰扭伤

主穴：膀胱区，肾区。

配穴：伴下肢牵涉痛者加下焦区。

病案选录

◆ 病例1

陈某某，男，45岁，工人。初诊日期：1990年5月24日。

主诉： 腰部扭伤疼痛7天。

病史摘要： 患者1985年不慎腰扭伤，治疗好转后，每年均有腰扭伤3～4次。近1周搬东西不慎扭伤腰部，局部疼痛，活动受限，经理疗、外敷等治疗无效。

检查： 腰部不能挺直，站立或行走时躯体向左侧弯20°角，两侧腰肌紧张，局部有压痛，腰部前屈、后伸障碍，坐位时不能抬腿；眼白睛左肾区、右肝区、右膀胱区血络显露而紫暗；舌暗，苔薄白，脉弦；X线检查示腰2至腰4有唇样增生。

中医诊断： 腰痛。

西医诊断： 急性腰扭伤。

辨证： 气滞血瘀。

治则： 行气活血，通络止痛。

取穴： 左肾区，右膀胱区。

治疗经过： 针刺后溪、刺络委中均无明显疗效。第2日改针刺眼针肾区、膀胱区，得气后1分钟，患者腰部疼痛明显好转，活动自如且能伸直。第3日复诊时腰痛较轻，但久坐时有疼痛，行走躯体较直，守眼针方治疗5次，诸症及体征消失。

◆ 病例2

金某某，男，33岁，干部。初诊日期：1992年8月25日。

主诉： 腰部扭伤疼痛1天。

病史摘要： 患者昨日不慎扭伤腰部疼痛，行走弯腰困难，由朋友陪伴来诊。

检查： 两侧腰肌和腰2、腰3及骶2、骶3均有压痛，双侧直腿抬高试验30°角，均阳性，拾物试验阳性，腰不能挺直，站立时躯体向前倾60°角；舌暗，苔白，脉弦滑；X线检查示腰椎未见异常。

中医诊断：腰痛。

西医诊断：急性腰扭伤。

辨证：气滞血瘀。

治则：行气活血，通络止痛。

取穴：双膀胱区。

治疗经过：针刺眼针穴区，得气后5分钟腰肌疼痛消失，站立时腰能挺直，仅有骶部疼痛，出针后加委中刺络。第2日复诊时腰痛明显减轻，腰部已活动自如，仅有骶部疼痛，守原方治疗2次后症状及体征全部消失。

◆ **病例3**

雷某某，男，35岁，工人。初诊日期：1993年10月25日。

主诉：腰部扭伤疼痛5天。

病史摘要：患者于5天前因搬液化气罐腰部扭伤疼痛，活动受限，逐渐加剧，经外敷中药未见效果。

检查：腰5及其旁开0.5寸有压痛，腰部前屈50°角阳性，转侧无异常；舌红暗，苔薄黄，脉弦滑。

中医诊断：腰痛。

西医诊断：急性腰扭伤。

辨证：气滞血瘀伴湿热阻遏。

治则：行气活血，清利湿热。

取穴：双肾区。

治疗经过：针刺上方眼针穴区，得气后用泻法，5分钟后腰痛消失，活动自如，局部无压痛，腰部前屈90°角。当时澳大利亚留学生Baret和Paula在场观看后称赞眼针疗效之神速。

◆ **病例4**

赵某某，男，51岁，经理。初诊日期：1993年8月5日。

主诉：腰扭伤疼痛3天。

病史摘要：患者3天前因搬重物不慎扭伤腰部，局部疼痛以两侧腰肌明显，弯腰转侧受限，经某医院封闭治疗未见好转而求于针灸。

检查：两侧腰肌紧张，肾俞、大肠俞及腰阳关均有压痛，拾物试验阳性，双侧直腿抬高试验50°角阳性；舌暗，苔薄黄，脉弦。

中医诊断： 腰痛。

西医诊断： 急性腰扭伤。

辨证： 气滞血瘀。

治则： 行气活血，通络止痛。

取穴： 双膀胱区。

治疗经过： 按上方针刺眼针穴区，得气后腰痛即刻减轻，5分钟后腰痛消失，活动自如。第2日复诊时已无腰痛，局部无明显压痛，守原方治疗1次而愈。

五、腰肌劳损

主穴： 膀胱区。

配穴： 肾虚者加肾区，湿困者加脾区，气滞血瘀者加肝区。

病案选录

◆ **病例1**

魏某某，男，31岁，经理。初诊日期：1993年8月30日。

主诉： 腰痛反复发作2年，加剧3天。

病史摘要： 患者腰痛反复发作2年，久坐劳累后加剧，与天气转变无关，经口服中、西药物治疗无明显好转，近3天加剧，腰部活动受限，服用吲哚美辛等药物治疗无效，时背痛，夜晚腰痛甚不能睡眠。

检查： 腰肌紧张，三焦俞、肾俞均压痛明显，拾物试验阳性，转身及侧弯障碍；舌红，苔黄，脉弦滑；X线检查示腰椎无异常。

中医诊断： 腰痛。

西医诊断： 腰肌劳损。

辨证： 湿热阻滞。

治则： 清利湿热，通经止痛。

取穴： 双膀胱区。

治疗经过：针刺上方眼针穴区，得气后腰部即能活动自如，留针15分钟出针。第2日复诊时腰痛较轻，夜晚能安睡，守原方治疗4次症状消失。

◆ 病例2

黄某某，男，26岁，农民。初诊日期：1992年3月11日。

主诉：腰痛反复发作1年。

病史摘要：患者曾因挑重物扭伤腰部，近年来腰痛反复发作，久坐及黎明明显，以两侧腰肌为甚，经服补肾活血中药及消炎止痛西药未见好转。

检查：两侧腰肌紧张，肾俞压痛明显；双眼下焦区及肾区血络淡红；舌淡红，苔白，脉弦细。

中医诊断：腰痛。

西医诊断：腰肌劳损。

辨证：肾虚型。

治则：补肾通络止痛。

取穴：双膀胱区。

治疗经过：按上方针刺眼针穴区，20分钟后腰痛消失。第3日复诊时，右腰痛消失，左腰酸痛，守原方治疗2次后左腰酸痛亦消失。后以火针点刺双侧脾俞、双侧膀胱俞3次巩固疗效。

◆ 病例3

边某某，男，36岁，干部。初诊日期：1992年6月1日。

主诉：腰痛反复发作3年，加剧3天。

病史摘要：患者腰痛反复发作3年，每于劳累加剧，与天气转变无关，经按摩及口服西药治疗未见明显效果，近3天加重。

检查：腰部不能挺直，腰肌紧张，双侧大肠俞压痛明显；双眼肝区血络紫红；舌暗，苔薄白，脉弦；X线检查示腰椎无异常。

中医诊断：腰痛。

西医诊断：腰肌劳损。

辨证：气滞血瘀。

治则：行气活血，通络止痛。

取穴：双膀胱区。

治疗经过：按上方针刺眼针穴区，得气后腰痛即刻减轻。经眼针治疗3次后腰痛消失，随访4个月无复发。

六、腰椎增生性脊柱炎

主穴：肾区，下焦区。

配穴：侧腰痛者加胆区。

病案选录

赵某某，女，59岁，退休工人。初诊日期：1992年4月10日。

主诉：腰痛反复发作5年，10天加剧。

病史摘要：患者腰痛反复发作5年，天气转变加剧，久坐后难起身，经骨科外敷治疗、服中药未见好转，近10天加剧，以腰正中及侧腰痛最为明显；胃纳可，二便调。

检查：腰4至骶1均有压痛，弯腰障碍；双眼肾区血络暗红；舌暗，苔白，脉弦滑；X线检查示腰椎骨质增生。

中医诊断：腰痛。

西医诊断：腰椎增生性脊柱炎。

辨证：湿阻型。

治则：祛湿通络止痛。

取穴：左肾区，右下焦区，双胆区。

治疗经过：针刺眼针肾区、下焦区，得气后患者坐而起身活动自如，但弯腰仍痛。第2日复诊时，仍有腰正中及两侧疼痛。改针胆区，得气后5分钟两侧腰痛明显减轻。第4日再诊时仅有腰正中微痛，余无特殊，予针刺肾区后症状消失。

七、头痛

主穴：上焦区。

配穴：前额头痛配胃区、大肠区，后头痛配膀胱区、小肠区，侧头痛加胆区，气滞血瘀加肝区，巅顶头痛加肝区，肾虚头痛加肾区。

病案选录

雷某某，男，33岁，工人。初诊日期：1992年3月12日。

主诉：右侧头痛3天。

病史摘要：患者原有偏头痛史，经中药治疗症状消失。3天前因工作紧张，又出现头痛，以右侧明显，呈搏动性痛，伴恶心，左膝痛。经服正天丸等药治疗未能控制而要求针灸治疗。

检查：右太阳穴外上方静脉怒张；舌红，苔浊，脉滑弦。

中医诊断：头痛。

西医诊断：偏头痛。

辨证：痰浊阻络。

治则：化痰浊，通络止痛。

取穴：右胆区，左下焦区。

治疗经过：针刺上方眼针穴区，约3分钟后头痛消失，留针20分钟，左膝痛亦消失。

八、肩周炎

主穴：上焦区。

配穴：肩前痛加大肠区，肩后痛加小肠区。

病案选录

◆ **病例1**

李某某，男，51岁，工人。初诊日期：1989年6月25日。

主诉：右肩关节肿痛，活动受限4个月。

病史摘要：患者4个月前无明显诱因出现右肩关节肿痛，时有灼热感，伴右手手指肿胀，夜晚尤甚，肩痛夜不能寐，经封闭治疗及中药外洗治疗无效。

检查：右上肢前后仅能摆动各10°角，不能外展，仅能贴近躯体边；肩部肿胀，肤色正常，局部一触即痛；抗O试验、血沉及X线检查均未见异常；舌红，苔薄黄，脉滑数。

中医诊断：肩痹。

西医诊断：右肩周炎。

辨证：湿热阻遏。

治则：清利湿热，通络止痛。

取穴：双上焦区，双大肠区，双心区。

治疗经过：治疗初期给予体针针刺肩三针、合谷，局部梅花针点刺加拔火罐，并结合挑治等治疗1个月无效。7月25日起改用眼针治疗，取上方眼穴区，左右交替使用，治疗6次后肩痛好转，但夜晚仍痛。针刺24次后肩痛明显减轻，右上肢能外展上举平肩，前后摆动各60°角，夜能安睡，肩部肿胀消失，但右手指仍肿胀。继守原方加合谷透后溪治疗24次后，肩痛、手指胀痛均消失，肩部活动自如。

◆ **病例2**

高某某，男，60岁，干部。初诊日期：1993年10月13日。

主诉：左肩关节疼痛4个月。

病史摘要：患者左肩关节疼痛4个月，天气转变时或夜晚加重，无颈痛及手指麻痹，左上肢活动受限，痰多。

检查：左肩三针、肩髎均有压痛，左上肢外展上举仅能平肩水平线，不能后伸；舌暗，苔白，脉滑。

中医诊断：肩痹。

西医诊断：左肩周炎。

辨证：痰瘀阻络。

治则：化痰活血，通络止痛。

取穴：左上焦区。

治疗经过：按上方针刺眼针穴区，得气后左肩疼痛即刻减轻，左上肢外展肩水平上60°角。共治疗3次肩痛消失。

◆ **病例3**

李某某，女，62岁，退休工人。初诊日期：1990年6月7日。

主诉：右肩疼痛1月余。

病史摘要：患者无明显诱因出现右肩关节疼痛1月余，夜晚加剧，不能安睡，活动受限，经某医院针灸、按摩治疗无效。

检查： 右肩髃有压痛，右上肢外展平肩水平，后伸障碍；双眼大肠区、肝区血络显露而淡暗；舌暗，苔薄白，脉弦细。

中医诊断： 肩痹。

西医诊断： 右肩周炎。

辨证： 气虚血瘀。

治则： 益气活血通络。

取穴： 右大肠区，右上焦区。

治疗经过： 针刺上方眼针穴区3次肩痛基本消失，右上肢外展上举肩水平上15°角，夜能安睡，后伸好转。共针12次后肩痛症状消失，活动自如。

◆ **病例4**

潘某某，男，54岁，工人。初诊日期：1990年3月30日。

主诉： 左肩关节疼痛、活动受限10天。

病史摘要： 患者无明显诱因出现左肩关节疼痛10天，活动受限，时有颈痛，夜痛加剧，经服吲哚美辛治疗无效。

检查： 左肩髃压痛明显，左上肢外展上举肩水平下60°角阳性，前屈时肩痛加剧；左眼大肠区血络暗红；舌暗，苔薄白，脉弦；X线检查示颈肩无异常。

中医诊断： 肩痹。

西医诊断： 左肩周炎。

辨证： 气滞血瘀。

治则： 行气活血，通络止痛。

取穴： 左上焦区，左大肠区。

治疗经过： 按上方针刺眼针穴区时，患者左肩痛即刻减轻，左上肢外展上举能平肩水平。共按上方针刺4次肩痛消失，肩活动自如。

九、肩部电击伤

主穴： 上焦区。

配穴： 心区，肝区。

李某某，男，36岁，工人。初诊日期：1992年4月11日。

主诉：左肩关节疼痛、活动受限1天。

病史摘要：患者昨天因左肩部触电后出现左肩酸困，继而疼痛，需用右手抓住左肩才舒服，左上肢不能上举，无手麻痹，左手乏力，时有眩晕。昨晚因肩痛难忍经某医院封闭治疗未见好转，乃求于针灸。

检查：左上肢外展上举仅在肩水平下60°角，不能后伸，肩前后均有压痛，左三角肌萎缩；眼双肝区及左脾区血络暗红；舌红，苔白，脉弦。

中医诊断：肩痹。

西医诊断：左肩电击伤后疼痛。

辨证：气滞血瘀。

治则：行气活血，通络止痛。

取穴：左上焦，左心区，右肝区。

治疗经过：按上方针刺上焦区、肝区时左肩痛减轻，上肢外展上举平肩水平，留针15分钟。4月13日复诊诉针刺后当晚能安睡，今日肩痛减轻，针刺上焦区、心区。共针刺17次肩痛消失，上肢活动自如，肩三角肌萎缩逐渐恢复。

十、肱骨大结节撕脱骨折

主穴：上焦区。

配穴：肾区。

王某某，男，28岁，干部。初诊日期：1992年5月28日。

主诉：左肩关节疼痛、活动加剧3个月。

病史摘要：患者因打篮球跌伤肩部引起肩部疼痛，活动加剧，经敷药、针灸和穴位注射治疗未见好转，上肢外展上举困难。

检查： 左肩髃周压痛明显，局部无瘀肿，左上肢外展上举平肩水平；舌红，苔薄白，脉弦；X线检查示左肱骨大结节撕脱性骨折。

中医诊断： 肩挫伤。

西医诊断： 左肱骨大结节撕脱骨折。

辨证： 气滞血瘀。

治则： 行气活血，通络止痛。

取穴： 左上焦。

治疗经过： 按上方针刺眼针穴区，得气后左肩痛即刻减轻，上举如常。共针刺上方11次肩痛消失。

十一、胆绞痛

主穴： 胆区，中焦区。

配穴： 肝区。

病 案 选 录

卢某某，女，62岁，退休工人。初诊日期：1990年3月30日。

主诉： 右上腹疼痛23小时。

病史摘要： 患者昨天吃饭时突然出现右上腹疼痛，呈阵发性加剧，时向右肩放射，伴恶心及呕吐苦水，经服大柴胡汤及止痛药未见明显好转。

检查： 面容痛苦，右腹肌紧张，右季肋部及胆囊区有压痛，无明显反跳痛；舌红，苔黄，脉弦数；B超示胆囊炎、胆结石。

中医诊断： 腹痛。

西医诊断： 胆绞痛。

辨证： 湿热内蕴。

治则： 清利湿热，利胆止痛。

取穴： 右胆区，左中焦区。

治疗经过： 按上方针刺眼针穴区，得气后自觉右胁有一股热流，约2分钟后右腹痛止，留针15分钟后出针。第2次复诊时无腹痛发作，守原方治疗，并配以清热利胆中药治疗而愈。

十二、胃脘痛

主穴：胃区，中焦区。

配穴：脾胃虚寒加脾区，肝郁气滞加肝区。

病案选录

◆ **病例1**

黄某某，男，25岁，工人。初诊日期：1992年4月24日。

主诉：胃脘反复疼痛16个月，加剧3天。

病史摘要：患者胃脘疼痛16个月，饥饿时明显，经常服胃仙U、复方胃友片等药物，症状时好时坏，近3天加剧，呈闷痛感，伴反酸，食则呕，自服胃仙U治疗无效。

检查：中脘压痛明显；眼左下焦、肝区、大肠区及右胃区血络紫红；舌淡红，苔腻，脉弦滑；胃镜示胃炎、十二指肠球部溃疡。

中医诊断：胃脘痛。

西医诊断：胃炎，十二指肠球部溃疡。

辨证：脾虚肝郁。

治则：抑肝扶脾，理气止痛。

取穴：左肝区，右胃区。

治疗经过：按上方针刺眼针穴区，约2分钟后胃脘痛好转，留针15分钟，已无胃脘痛及恶心。次日复诊，无胃脘痛，吃东西无呕吐，仅有胃脘胀，守原方治疗2次后症状消失。

◆ **病例2**

冯某某，男，27岁，个体户。初诊日期：1990年11月6日。

主诉：胃脘反复疼痛6年，加剧2周。

病史摘要：患者因工作紧张以致饮食不定时，引起胃脘疼痛反复发作6年，饱食后甚，时反酸，间歇服雷尼替丁治疗。近2周疼痛加剧，呈阵发性，约每4小时加剧1次，每次发作约1小时，伴胸闷、气顶胸中，经服胃仙U治疗未见好转。今由家人陪同来针灸。

检查：中脘、上脘压痛明显，右膈俞、左肝俞、双脾俞亦有压痛；舌暗，苔薄白，脉弦数；胃镜检查示胃溃疡。

中医诊断：胃脘痛。

西医诊断：胃溃疡。

辨证：肝气犯胃。

治则：疏肝和胃，理气止痛。

取穴：左肝区，右胃区。

治疗经过：针刺上方眼针穴区，约20分钟后胃脘疼痛消失，气顶及胸闷亦消失。次日复诊时诉自昨天针刺治疗后胃脘胀痛共1次，持续约10分钟，继守原方治疗2次后诸症消失。

十三、哮喘发作

主穴：上焦区，肺区。

配穴：外邪所致加膀胱区，肺脾两虚加脾区，肺肾两虚加肾区。

《病案选录》

◆ **病例1**

霍某某，女，20岁，服务员。初诊日期：1990年1月6日。

主诉：哮喘反复发作17年，加剧19个小时。

病史摘要：患者自幼有哮喘，一年四季均发作，以冬天为甚，每于闻到刺激性气味即发作，经服中、西药治疗未能控制，每次发作均需服茶碱麻黄碱片约0.5小时后方缓解。1月5日晚上8时不慎受凉，出现气喘，喉中痰鸣，伴鼻塞流涕，夜不能平卧，胸闷，6日下午来门诊要求急诊。

检查：口唇发绀，心率120次/min，呼吸40次/min，双肺布满哮鸣音；右眼肺区及中焦区血络呈紫暗；舌红，苔薄白，脉浮数。

中医诊断：哮证。

西医诊断：支气管哮喘急性发作。

辨证：热哮。

治则：疏风清热，宣肺平喘。

取穴：右肺区，右中焦区，左上焦区。

治疗经过：先针刺左上焦区，约30秒后胸闷减轻，喘息好转，2分钟后已无气喘，听诊仅有轻微哮鸣音；继针肺区、中焦区，留针20分钟，诸症消失。复查肺部无哮鸣音，心率85次/min，呼吸24次/min。第3天复诊，诉针刺后无哮喘复发。

◆ 病例2

陈女士，35岁，工人。初诊日期，1990年12月8日早上10点50分。

主诉：哮喘反复发作20年，加剧15小时。

病史摘要：患者哮喘反复发作20年，一年四季均发作，每于闻刺激性气味或经期发作，经服中药、支气管解痉剂、糖皮质激素治疗无效。昨天哮喘又发作，气喘，喉中痰鸣，不能平卧，痰多，自服泼尼松、茶碱麻黄碱片未能控制，后到某医院急诊，静脉注射地塞米松加氨茶碱亦未缓解，今早由家人陪同要求针灸治疗。

检查：口唇发绀，喉中痰鸣，心率118次/min，呼吸40次/min，双肺布满哮鸣音，全身出汗；舌淡胖暗，苔白，脉滑数。

中医诊断：哮证。

西医诊断：支气管哮喘急性发作。

辨证：寒哮。

治则：散寒豁痰，宣肺平喘。

取穴：左上焦区，右肺区。

治疗经过：先针刺上焦区，约2分钟后喘止，哮鸣音全部消失；继针肺区，留针15分钟，复查呼吸20次/min，心率96次/min，双肺无哮鸣音，口唇转红。

◆ 病例3

杨某某，男，56岁，干部。初诊日期：1993年9月2日。

主诉：反复咳嗽10年，气喘半年，加剧1周。

病史摘要：患者咳嗽反复发作10年，每于天气转变加重，近半年又出现气喘、痰多、喉中痰鸣，经多间医院用激素、喘特灵，以及抗感染治疗未见好转。近1周症状加剧，现症见气喘、痰多、发热，收入内科住院治疗，经抗感染、静脉注射地塞米松及中药治疗后热退，但气喘、肺部哮鸣音未消减，由内科邀请会诊。

检查：呼吸32次/min，心率96次/min，双肺布满哮鸣音；舌淡暗，苍白，脉滑。

中医诊断：喘证。

西医诊断：喘息型支气管炎急性发作。

辨证：痰浊阻肺。

治则：化痰宣肺平喘。

取穴：左上焦区，右肺区。

治疗经过：按上方针刺眼针穴区，约1分钟后气喘止，肺部哮鸣音全部消失，留针15分钟，出针时复查，呼吸24次/min，心率86次/min，肺部未闻及哮鸣音，埋耳针气管及神门巩固。次日复诊，基本无气喘，深呼吸时可闻及少许鼻鼾音，守原方治疗体征消失。经治疗10次后停用激素，气喘亦未见发作。

◆ **病例4**

陈某某，男，63岁，退休工人。初诊日期：1991年4月6日。

主诉：气喘反复发作20年，加剧8小时。

病史摘要：患者气喘反复发作20年，每于天气转变时发作，经常采用氨茶碱、沙丁胺醇等药物进行治疗。昨晚因天气转变又出现气喘发作，喘息不能平卧，痰多，喉中痰鸣，服用沙丁胺醇未能止喘。

检查：口唇发绀，呼吸33次/min，心率98次/min，双肺布满哮鸣音；舌暗，苔黄，脉弦数。

中医诊断：哮证。

西医诊断：支气管哮喘发作。

辨证：热哮。

治则：清肺除痰平喘。

取穴：左上焦区，右肺区。

治疗经过：针刺上方眼针穴区，约5分钟后喘止，哮鸣音消失，留针15分钟后复查，口唇转红，呼吸20次/min，心率78次/min，双肺未闻及哮鸣音。

十四、咳嗽

主穴：肺区，上焦区。

配穴：外感者加膀胱区，痰湿型加脾区，久咳肾虚加肾区，肝火犯肺加肝区。

病案选录

◆ 病例1

李某某，男，3岁。初诊日期：1992年4月17日。

父母代诉：咳嗽反复发作50天，加剧10天。

病史摘要：患儿因感冒后咳嗽50天，经中药及静脉注射青霉素治疗未见好转。近10天加剧，咳嗽频频，日夜均甚，痰多而白，由父母带来针灸治疗。

检查：双肺未闻及干、湿啰音，呼吸30次/min，心率93次/min；舌淡暗，苔白，脉滑细，指纹紫红。

中医诊断：咳嗽。

西医诊断：气管炎。

辨证：痰湿型。

治则：化痰宣肺止咳。

取穴：双上焦区。

治疗经过：针刺上方眼针穴区，留针20分钟未见咳嗽。次日复诊，诉昨天针后白天无咳嗽，直到晚上9时才咳嗽，守原方治疗5次咳嗽消失。

◆ 病例2

丁某某，女，45岁，干部。初诊日期：1992年4月21日。

主诉：反复咳嗽5个月，加剧7天。

病史摘要：患者伤风后咳嗽5个月，经服中药及抗生素治疗未见好转，近7天加剧，咳嗽频频，夜不能安睡，伴流涕，咳引胸痛，由友人介绍来针灸治疗。

检查：咳嗽频频，面红，双肺无干、湿啰音；舌淡红，苔白，脉浮。

中医诊断：咳嗽。

西医诊断：支气管炎。

辨证：风寒袭肺。

治则：疏风散寒，宣肺平喘。

取穴：左上焦区，右肺区。

治疗经过：针刺上方眼针穴区，3分钟后咳嗽明显减少，留针20分钟后咳嗽消失。次日复诊时诉仅夜晚睡前咳嗽几声，守原方治疗5次而愈。

十五、颈痛

主穴：上焦区。

配穴：颈痛不可转侧配小肠区，俯仰加剧配膀胱区，颈部正中痛配肾区。

病案选录

◆ **病例1**

陈某某，男，30岁，个体户。初诊日期：1992年8月12日。

主诉：颈项疼痛活动受限6天。

病史摘要：患者于6天前无明显诱因出现颈项痛，转侧、前俯和后仰困难，吞咽时颈痛加甚，无手麻木，经服吲哚美辛仅暂时止痛约2小时，后又复发。

检查：颈肌紧张，局部微肿，有多处压痛，不能转侧及俯仰，睡时先侧卧才能平卧；眼中焦血络鲜红；舌暗，苔白，脉滑。

中医诊断：痹证。

西医诊断：颈肌纤维组织炎。

辨证：湿困型。

治则：祛湿通络止痛。

取穴：双上焦区。

治疗经过：针刺上方眼针穴区，得气后颈部疼痛即刻减轻，能左右转侧及前后俯仰，但吞咽仍痛，留针20分钟。次日复诊时颈痛较轻，活动无障碍，吞咽亦无痛，仅前俯时微痛，守原方治疗2次而愈。

◆ **病例2**

冯某某，女，30岁，个体户。初诊日期：1992年5月25日。

主诉： 左颈项疼痛3天。

病史摘要： 患者于3天前因搬重物出现左颈项痛，左转困难，夜晚为甚，自用云南白药外敷及口服田七粉未见好转。

检查： 左斜方肌紧张，局部微肿有压痛。舌淡红，苔薄白，脉弦。

中医诊断： 伤筋。

西医诊断： 左斜方肌劳伤。

辨证： 气滞血瘀。

治则： 行气活血，通络止痛。

取穴： 左上焦。

治疗经过： 针刺上焦，得气后约1分钟左颈痛明显减轻，2分钟后颈项痛消失，转侧正常。5月26日复诊，无颈痛，守原方治疗1次而愈。

十六、痛经

主穴： 肝区，下焦区。

配穴： 气血虚弱型加脾区，肾虚型加肾区。

【 病案选录 】

◆ **病例1**

刘某某，女，17岁，学生。初诊日期：1990年8月28日。

主诉： 经期腹痛1天。

病史摘要： 患者自13岁月经初潮后每次月经期均有腹痛，每服田七痛经胶囊即能止痛。昨日月经来潮后腹痛难忍，经服田七痛经胶囊无效，阵发性加剧，不能走路，无胸闷头痛，月经量中等，有血块，今由家人挽扶来诊。

检查： 面青，四肢及腹部冷感；眼肝区及中焦区血络淡暗；舌淡暗，苔白，脉弦细。

中医诊断： 痛经。

西医诊断： 原发性痛经。

辨证： 气虚血瘀。

治则： 益气活血，通经止痛。

取穴： 左肝区，右下焦区。

治疗经过： 按上方针刺眼针穴区，2分钟后腹痛减轻，20分钟后腹痛消失，四肢转暖，加直接灸关元、双三阴交各3壮。次日复诊已无腹痛，守原方治疗1次而愈。

◆ **病例2**

沈某某，女，48岁，工人。初诊日期：1992年12月16日。

主诉： 经期腹痛难忍35分钟。

病史摘要： 患者月经来潮腹痛难忍，到医院时倒在电梯上，由电梯工人抬来诊，患者在治疗床上因腹痛辗转反侧。有痛经史，但一般较轻能忍受，今次较重，呈阵发性胀痛。

检查： 中极压痛明显，四肢厥冷；舌暗，苔薄白，脉弦。

中医诊断： 痛经。

西医诊断： 原发性痛经。

辨证： 气滞血瘀。

治则： 行气活血，通经止痛。

取穴： 双肝区。

治疗经过： 针刺肝区，5分钟后开始腹痛减轻，约25分钟后腹痛消失。次日复诊诉昨日针后无腹痛发作。

◆ **病例3**

陈某某，女，27岁，干部。初诊日期：1990年10月13日。

主诉： 经期腹痛16小时。

病史摘要： 患者月经来潮腹痛16小时，因腹痛不能站立行走，蹲在地下双手按压下腹部，全身出汗，面微红。

检查： 双肾俞、关元均有压痛；舌红，少苔，脉细数。

中医诊断： 痛经。

西医诊断：原发性痛经。

辨证：阴虚型。

治则：滋阴止痛。

取穴：左肝区，右下焦区。

治疗经过：按上方针刺，约2分钟后腹痛消失，留针15分钟。第2天无腹痛复发。

十七、肋间神经痛

主穴：肝区，胆区。

配穴：湿热型配中焦区。

病案选录

◆ **病例1**

区某某，女，52岁，工人。初诊日期：1990年8月27日。

主诉：左胁肋疼痛20天。

病史摘要：患者左胁肋疼痛20天，以呼吸或咳嗽尤甚，局部无红肿，曾于某医院外敷中药及口服疏利肝胆中药治疗未效。

检查：右肋下未触及肝脏，左腋中线上第8、9肋间隙压痛明显；舌暗红，苔薄白，脉弦细；肝功能检查无异常。

中医诊断：胁痛。

西医诊断：肋间神经痛。

辨证：气滞血瘀。

治则：疏肝理气，活血止痛。

取穴：左肝区。

治疗经过：开始针刺阳陵泉、支沟，以及阿是锋钩针加拔火罐，治疗3次后胁肋痛未见好转。9月3日改针刺眼针肝区，得气约5分钟后胁肋痛减轻，呼吸无痛，留针15分钟后出针，胁肋痛消失，在原阿是穴埋皮内针巩固。9月4日再诊无胁肋痛发作，守眼针治疗2次而愈。

◆ **病例2**

宋某某，女，58岁，退休工人。初诊日期：1990年9月3日。

主诉：右胁痛10天。

病史摘要：患者无明显诱因出现右胁痛，夜晚加重，不能安睡，伴左胸胀，时嗳气，口苦，经服吲哚美辛治疗未见明显好转。

检查：右腋中线上第7、8肋间隙压痛明显，局部无红肿；舌红，苔黄浊，脉弦滑。

中医诊断：胁痛。

西医诊断：右肋间神经痛。

辨证：肝胆湿热。

治则：清利肝胆湿热，理气止痛。

取穴：右胆区。

治疗经过：按上方针刺胆区，20分钟痛止，加痛点埋皮内针巩固。共治疗3次，诸症消失。

十八、肾绞痛

主穴：肾区。

配穴：腰痛加膀胱区，湿热下注加下焦区，气滞血瘀加肝区。

⊰ 病 案 选 录 ⊱

何某某，女，60岁，退休干部。初诊日期：1991年5月20日。

主诉：右腰痛连腹痛16小时。

病史摘要：患者右肾结石经碎石机震碎后间歇有砂石排出，昨晚突然出现右腰痛连腹痛，伴恶心、呕吐，夜不能睡，经急诊肌注阿托品及口服清利湿热中药后未能缓解，由内科转来针灸。

检查：右肾区有叩击痛；眼肾区血络紫暗；舌暗红，苔浊，脉弦滑数。

中医诊断：腰痛。

西医诊断：肾绞痛。

辨证：气滞伴湿困。

治则：行气化湿止痛。

取穴：左肾区，左肝区，右膀胱区。

治疗经过：针刺上方眼针穴区，得气后5分钟腰痛连腹痛即刻缓解，无呕吐、恶心，留针25分钟，出针后于右章门埋皮内针。第2天无腰腹痛复发，守原方治疗1次，疼痛暂无复发。

十九、不寐

主穴：心区。

配穴：心肾不交加肾区，心脾两虚加脾区，心虚胆怯加胆区。

◈ **病案选录** ◈

郑某某，女，27岁，工人。初诊日期：1990年6月19日。

主诉：夜不能寐1年。

病史摘要：患者夜不能寐1年，伴有后枕痛，心烦，月经前后不定期，精神疲倦，腰酸，忧郁善感，经服地西泮及宁心安神中药治疗未见好转。

检查：心俞、肾俞有压痛；舌红，苔薄白，脉细。

中医诊断：不寐。

西医诊断：神经衰弱。

辨证：心肾不交。

治则：交通心肾。

取穴：左心区，右肾区。

治疗经过：按上方针刺眼针穴区，当晚能睡眠4小时。第2次针刺夜晚能睡5小时，经过10次针刺后睡眠恢复正常。

二十、眩晕

主穴：肝区，上焦区。

配穴：肾虚者加肾区，痰浊中阻者加脾区，气血不足者加胃区。

◈ **病案选录** ◈

◆ **病例1**

龙某某，女，22岁，待业。初诊日期：1992年4月1日。

主诉：眩晕2天。

病史摘要：患者无明显诱因出现眩晕，伴胸闷、四肢乏力，无耳鸣，无天旋地转感，经服补中益气汤未见好转。

检查：血压90/50 mmHg，心率70次/min，余无特殊；舌尖红，苔薄白，脉弦细。

中医诊断：眩晕。

西医诊断：低血压性眩晕。

辨证：气血不足。

治则：补益气血。

取穴：左上焦区，右肝区。

治疗经过：针刺上方眼针穴区，约2分钟后眩晕感即刻消失，复查血压100/65 mmHg。次日无眩晕复发。

◆ **病例2**

黄某某，男，50岁，干部。初诊日期：1989年8月11日。

主诉：反复眩晕5年，加剧3天。

病史摘要：患者有高血压眩晕史，反复发作5年，血压最高时200/100 mmHg，经常服用复方降压素治疗，症状时好时坏。近3天眩晕加剧，伴头痛，时手震，性情急躁，经肌肉注射利血平及口服硝苯地平片、复方降压素治疗未见好转。

检查：面红，太阳穴周围静脉怒张，血压190/100 mmHg，心率86次/min，心律齐；双眼肝区、胆区血络暗红；舌红，苔薄黄，脉弦。

中医诊断：眩晕。

西医诊断：高血压病。

辨证：肝阳上亢。

治则：平肝潜阳。

取穴：双肝区。

治疗经过：针刺上方眼针穴区，约2分钟后眩晕减轻，血压降到170/90 mmHg，15分钟后血压降到150/90 mmHg。次日复诊已无眩晕及头痛，血压159/90 mmHg，守原方针刺15分钟后血压降到145/86 mmHg。共治疗6次，血压维持正常1个月。

二十一、肱骨外上髁炎

主穴：上焦区。

配穴：痛在大肠经加大肠区，痛在小肠经加小肠区。

病案选录

周某某，女，36岁，工人。初诊日期：1989年12月11日。

主诉：右肘关节疼痛反复发作1年，加剧1周。

病史摘要：患者近1年肘关节疼痛3次，经封闭治疗缓解。近1周又复发，握拳加剧，不能提东西，夜晚痛甚，经封闭及口服布洛芬治疗无效。

检查：右肱骨外上髁压痛明显，局部微肿，右肘屈伸障碍；右上焦区血络显露而暗；舌淡暗，苔白，脉弦滑。

中医诊断：肘痹。

西医诊断：右肱骨外上髁炎。

辨证：湿困型。

治则：化湿通络止痛。

取穴：右上焦区。

治疗经过：针刺上焦区，得气后2分钟肘痛减轻，右肘活动自如但局部酸胀，当晚无明显疼痛。经眼针治疗3次症状消失。

二十二、腓肠肌痉挛

主穴：膀胱区，下焦区。

配穴：湿困加脾区，气滞血瘀加肝区，气血不足加胃区。

病案选录

◆ **病例1**

陈某某，男，22岁，司机。初诊日期：1990年1月25日。

主诉：双小腿腓肠肌疼痛20天。

病史摘要：患者因驾车劳累，近20天出现小腿腓肠肌痉挛疼痛，行走受限，夜晚痛甚，不能睡觉，呈阵发性加剧，经某医院检查血钙未见异常，服中、西药物治疗无效。

检查：双承山压痛明显，局部无灼感，微瘀暗；双眼下焦血络紫暗；舌红，苔薄白，脉弦。

中医诊断：痉证。

西医诊断：腓肠肌痉挛性疼痛。

辨证：气滞血瘀。

治则：行气活血通经。

取穴：双下焦区。

治疗经过：按上方针刺眼针穴区，约5分钟后小腿疼痛消失，行走正常。针刺后当晚仅小腿痉挛疼痛1次，持续时间约2分钟。经眼针治疗3次而愈。

◆ **病例2**

宋某某，女，56岁，退休工人。初诊日期：1990年10月10日。

主诉：双腓肠肌痉挛疼痛2天。

病史摘要：患者无明显诱因出现双腓肠肌疼痛，夜晚为甚，不能安睡，经服吲哚美辛治疗仅止痛1小时后又复发，加用活络油外搽未见好转。有糖尿病史。

检查：双承山压痛明显；双眼脾区血络淡红；舌红，苔浊，脉滑。

中医诊断：痉证。

西医诊断：双腓肠肌痉挛性疼痛。

辨证：湿困型。

治则：化湿通络止痛。

取穴：双膀胱区。

治疗经过：针刺上方眼针穴区，得气后双腓肠肌疼痛即刻消失，留针15分钟。第2天小腿疼痛无复发。

二十三、急性胃肠炎

主穴：中焦区。

配穴：湿热者加下焦，脾胃虚寒者加脾区或胃区。

◆ 病例1

刘某某，女，56岁，退休干部。初诊日期：1990年10月5日。

主诉：腹痛腹泻1天。

病史摘要：患者昨日上午因吃不干净肠粉出现腹痛腹泻。昨日腹泻6次，呕吐1次，今早腹泻3次，伴头痛、胸闷、肛门灼热。

检查：脐周有压痛；舌红，苔黄，脉滑数。

中医诊断：腹痛、泄泻。

西医诊断：急性胃肠炎。

辨证：湿热型。

治则：清利湿热，理中止痛。

取穴：左中焦区，右下焦区。

治疗经过：按上方针刺眼针穴区，3分钟后腹痛明显减轻，头痛、胸闷消失，5分钟后腹痛消失，但针刺10分钟时腹部又微痛，再行针后腹痛消失，留针30分钟。次日复诊无腹痛、腹泻，守原方治疗1次而愈。

◆ 病例2

罗某某，女，28岁，工人。初诊日期：1990年5月23日。

主诉：腹痛腹泻1天。

病史摘要：患者因吃生冷食物后出现腹冷痛、腹泻，每日5次，排泄物为食物残渣，伴恶心，经服黄连素、腹可安治疗未见好转。

检查：中脘、天枢有压痛，腹部冰冷；舌淡红，苔白，脉缓。

中医诊断：腹痛，泄泻。

西医诊断：急性胃肠炎。

辨证：寒湿阻滞。

治则：温散寒湿，调理肠胃。

取穴：左中焦区，右胃区。

治疗经过：按上方针刺眼针穴区，得气后腹部有一股热流流动，2分钟后腹痛减轻，恶心消失，留针15分钟。针刺后当天无腹痛、腹泻发作，眼针治疗共2次而愈。

二十四、股外侧皮神经炎

主穴：下焦区。

配穴：少阳型加胆区，阳明型加胃区。

病案选录

岑某某，女，49岁，干部。初诊日期：1993年11月15日。

主诉：右大腿前外侧疼痛3天。

病史摘要：患者无明显诱因出现右大腿前外侧疼痛，站立加剧，行走障碍，经服吲哚美辛、布洛芬缓释胶囊等药物治疗未见好转，痰多，无腰痛。

检查：行走困难，大腿前外侧皮肤敏感，直腿抬高试验阴性，右侧"4"字试验阳性，局部微肿；舌暗，苔白，脉滑。

中医诊断：痹证。

西医诊断：右股外侧皮神经炎。

辨证：痰瘀阻络。

治则：化痰活血通络。

取穴：右下焦区，右胆区，右胃区。

治疗经过：按上方针刺眼针穴区，得气后2分钟右大腿前外侧疼痛消失，行走自如，留针15分钟出针，加右风市刺络。次日复诊仅有右髀部酸麻，针刺右胃区后该症状即刻消失。共治疗2次痊愈。

二十五、踝关节扭伤

主穴：下焦区。

配穴：痛在少阳加胆区，痛在阳明加胃区，痛在太阳加膀胱区，痛在太阴加脾区，痛在少阴加肾区，痛在厥阴加肝区。

何某某，男，20岁，学生。初诊日期：1989年10月25日。

主诉： 左踝关节扭伤疼痛3天。

病史摘要： 患者因跑步训练不慎扭伤左踝关节，局部肿痛，行走困难，经外敷双柏散治疗无效。

检查： 左踝关节前外侧瘀肿，丘墟压痛甚；舌红，苔薄白，脉弦。

中医诊断： 伤筋。

西医诊断： 左踝关节扭伤。

辨证： 气滞血瘀。

治则： 行气活血，祛瘀止痛。

取穴： 左胆区。

治疗经过： 针刺上方胆区，得气后左踝痛即刻减轻，走路较轻松，留针15分钟后踝痛明显减轻，但局部仍瘀肿，配左足窍阴刺络出血。经治疗6次踝关节肿痛消失。

二十六、泪腺分泌过多

主穴： 肝区。

配穴： 心火加心区，风邪加膀胱区，阴虚加肾区。

郑某某，女，24岁，干部。初诊日期：1990年9月15日。

主诉： 右眼流泪不停2天，伴妊娠腹痛、阴道少许出血。

病史摘要： 患者无明显诱因出现右眼泪流不停，因用手巾擦泪而出现眼红，伴有腹痛、阴道少许出血，腰酸，经眼科、妇科中药治疗未见好转，由友人介绍来诊治。妊娠4月余。

检查： 右眼泪汪汪，眼红；舌红，苔薄白，脉弦。

中医诊断： 流泪，胎动不安。

西医诊断： 泪腺分泌过多，先兆流产。

辨证： 肝火型。

治则：清泻肝火，佐以安胎。

取穴：左肝区，右下焦区。

治疗经过：按上方针刺眼针穴区，得气后患者自觉有一股气流在腹部游动，腹痛即刻减轻，3分钟时腹痛、腰酸消失，5分钟时流泪停止，留针15分钟。第3日复诊诉自初诊针刺后，流泪、腹痛、阴道流血消失，守原方治疗1次而愈。

二十七、IgA肾炎

主穴：肾区，下焦区。

配穴：湿热加膀胱区，脾虚加脾区。

病案选录

马某某，女，25岁，工人。初诊日期：1989年10月13日。

主诉：反复尿浊、血尿近6年。

病史摘要：患者反复尿浊、血尿近6年，无小便涩痛，伴有口甜，早起眼睑微肿，腰痛，经某医院肾脏穿刺病理检查诊为IgA肾炎，服用肌苷片、双嘧达莫片、吲哚美辛、肾上腺色腙片等西药及中药治疗均未见好转。

检查：形体消瘦。尿液常规检查尿蛋白（＋），红细胞（＋＋）；舌淡，边有齿印，苔白，脉细。

中医诊断：尿浊，血尿。

西医诊断：IgA肾炎。

辨证：脾肾两虚。

治则：健脾补肾，固涩。

取穴：①双肾区，双脾区；②双肺区，双下焦区。

治疗经过：按上方两组眼针穴区交替针刺，每天1次，治疗2个月后，尿红细胞阴性，但尿蛋白未改变。继续治疗2个月后，尿蛋白转阴性。之后每周治疗3次，持续治疗半年，以巩固疗效。随访1年无复发。

第 三 章

相应取穴治病奇法

第一节　相应取穴概述

相应取穴是左病取右、右病取左、前病取后、后病取前、上病取下、下病取上的一种治病奇法，它是《黄帝内经》巨刺和缪刺的综合发展。

巨刺是通过左侧病取右侧经穴、右侧病取左侧经穴来治疗。由于邪气侵犯到经脉而连及脏腑，表现为左侧邪气盛则右病，右侧邪气盛则左病，或左痛未已而右脉先病等现象，治疗当巨刺。缪刺也是左侧病取右侧、右侧病取左侧，但巨刺是刺经而缪刺是刺络，两者有病位经与络之别。

由于邪气从皮毛侵入，进入并留止于孙络，其邪气留而不去，则络脉闭塞不通，邪气不能传入经脉，就流溢于大络，而发生异常疾病。凡邪气侵入大络，可从左侧流注到右侧，从右侧流注到左侧，邪气上下、左右流注，与经脉相干，并循大络流布于四肢。但由于邪气的流注没有一定部位，也不入于经脉之内，或出现身形有痛而九候莫病等现象，治疗当缪刺。巨刺与缪刺异同详看表3-1。

表3-1　巨刺与缪刺异同表

刺法名称	区别			相同
	适应证	针刺部位	取穴	
巨刺	身形有痛而脉病，连脏腑	经脉	经穴	①左病刺右，右病刺左 ②治痛证
缪刺	身形有痛，九候莫病，病在大络，不入经	络脉	井穴、血络或非经穴	

相应取穴治病术除左病取右、右病取左外，还包括前病取后、后病取前等取穴法。

第二节　相应取穴的理论基础

相应取穴以经络循行为依据，是建立在人体左右两侧经络通过多种形式进行联结、沟通理论基础上的一种取穴方法。

（1）左右两侧的经络通过脏腑相互联结、沟通。十二经中每一经都有两条经脉呈对称性地循行分布于人体左右两侧，而这两条经脉又络属同一脏腑。如《灵枢·海论》所指出："十二经脉者，内属于脏腑，外络于肢节。"也就是人体左右两侧之经脉通过脏腑相互联结、沟通起来。

（2）左右两侧经络通过督脉、任脉联结、沟通。手足阳经皆交会在督脉的大椎穴，足的三阴经都交会于任脉的关元、中极穴，加上同名经经气相通，所以左右两侧经络通过督脉、任脉而沟通。

（3）经络的左右交叉循行。同一经的左右两条经脉在循行过程中除与其他经交叉、相会外，有的还左右交叉循行，把人体左右两侧联结成一个有机的整体，如手阳明大肠经"交人中，左之右，右之左"。

（4）左右两侧的经络通过带脉联结、沟通。由于带脉横于腰腹，环身一周，故带脉把循行经腰腹的足三阳经、足三阴经的左右联结、沟通。

综上所述，循行分布于人体左右两侧的经脉通过脏腑、任脉、督脉、带脉、交叉循行等直接或间接地联结在一起，使两侧经气相通，相互影响。相应取穴是建立在此种经络关系之上而产生的一种穴法。

第三节　相应取穴的方法

相应取穴由于左右、上下、前后的不同，分为左右对应取穴法、上下交叉取穴法和前后对应取穴法3种。

一、左右对应取穴法

左右对应取穴法是选取与病位对应的健侧腧穴或对应点来针刺以治疗疾病的一种方法。如网球肘肱骨外上髁压痛明显，选对侧肱骨外上髁来治疗。踝关节扭伤，足少阳胆经丘墟穴压痛明显，取对侧丘墟穴治疗。偏头痛取健侧对应点治疗。这种治疗方法，常能立竿见影，迅速显效。另外，也可根据病变部位属何经，选对侧本经的原穴来治疗。如右侧坐骨神经痛，病在足太阳经，取左侧足太阳经原穴京骨穴治疗。

阴阳表里经是通过络穴联络的。因络穴沟通两经，当阴经病变可取相表的对侧阳经络穴治疗，阳经病变可取相表的对侧阴经络穴治疗。如肺经病，取对侧手阳明经络穴偏历治疗；手阳明经病变，取对侧手太阴肺经络穴列缺穴治疗。十二经脉的原穴、络穴详见表3-2。

表3-2　十二经脉的原穴、络穴表

经脉	原穴	络穴	经脉	原穴	络穴
肺经	太渊	列缺	大肠经	合谷	偏历
心经	神门	通里	小肠经	腕骨	支正
心包经	大陵	内关	三焦经	阳池	外关
脾经	太白	公孙	胃经	冲阳	丰隆
肾经	太溪	大钟	膀胱经	京骨	飞扬
肝经	太冲	蠡沟	胆经	丘墟	光明

二、上下交叉取穴法

上下交叉取穴法是上肢病变取对侧下肢穴位或者下肢病变取对侧上肢穴位来治疗。依取穴是否对称又分为：上下交叉不对应取穴法和上下交叉对应取穴法。

（一）上下交叉不对应取穴法

本法主要用于治疗痛证。根据《难经·六十八难》"俞主体重节痛"，上肢疼痛选对侧下肢同名经输穴治疗，下肢疼痛选对侧上肢同名经输穴治疗。如肩前痛属手阳明经痛，取对侧足阳明经输穴陷谷穴治疗；坐骨神经痛属膀胱经型，取对侧手太阳小肠经输穴后溪治疗。依此类推。十二经脉输穴见表3-3。

表3-3　十二经脉输穴表

经脉	输穴	经脉	输穴	经脉	输穴
肺经	太渊	心经	神门	心包经	大陵
大肠经	三间	小肠经	后溪	三焦经	中渚
胃经	陷谷	膀胱经	束骨	胆经	足临泣
脾经	太白	肾经	太溪	肝经	太冲

（二）上下交叉对应取穴法

上下交叉对应取穴法是病在上肢取对侧下肢同名经对应穴治疗，病在下肢取对侧上肢同名经对应穴治疗。如肩周炎在肩髃压痛明显，取对侧足阳明胃经髀关穴治疗；左踝关节扭伤足阳明胃经解溪穴有压痛，取右手阳明大肠经阳溪穴治疗；右腕关节扭伤阳池穴压痛明显，取左足少阳胆经丘墟穴治疗。

十二经脉上下交叉对应穴多为五输穴对五输穴、原穴对原穴，但部分穴位有非同名经上下交叉对应，如涌泉、劳宫、内关、三阴交等，也有部分穴位与解剖部位相对应。

（1）手足阳明经常见对应穴，见表3-4。

表3-4　手足阳明经常见对应穴表

经脉	对应穴	经脉
手阳明大肠经	商阳←→历兑 二间←→内庭 三间←→陷谷 合谷←→冲阳 阳溪←→解溪 手三里←→足三里 曲池←→犊鼻 肘髎←→梁丘 肩髃←→髀关	足阳明胃经

（2）手足太阳经常见对应穴，见表3-5。

表3-5　手足太阳经常见对应穴表

经脉	对应穴	经脉
手太阳小肠经	少泽←→至阴 前谷←→通谷 后溪←→束骨 腕骨←→金门 阳谷←→申脉 养老←→昆仑 支正←→飞扬 小海←→委中 肩贞←→承扶	足太阳膀胱经

（3）手足少阳经常见对应穴，见表3-6。

表3-6　手足少阳经常见对应穴表

经脉	对应穴	经脉
手少阳三焦经	关冲←→足窍阴 液门←→侠溪 中渚←→足临泣 阳池←→丘墟 外关←→悬钟 支沟←→阳辅 三阳络←→光明 天井←→阳陵泉 肩髎←→环跳	足少阳胆经

（4）手足太阴经常见对应穴，见表3-7。

表3-7　手足太阴经常见对应穴表

经脉	对应穴	经脉
手太阴肺经	少商←→隐白 鱼际←→太白 太渊←→商丘 尺泽←→阴陵泉	足太阴脾经

（5）手足少阴经常见对应穴，见表3-8。

表3-8　手足少阴经常见对应穴表

经脉	对应穴	经脉
手少阴心经	通里←→照海 神门←→太溪 灵道←→复溜 少海←→阴谷	足少阴肾经

（6）手足厥阴经常见对应穴，见表3-9。

表3-9　手足厥阴经常见对应穴表

经脉	对应穴	经脉
手厥阴心包经	大陵←→中封 郄门←→蠡沟 曲泽←→曲泉 天泉←→足五里	足厥阴肝经

（7）非同名经上下交叉对应穴，有足少阴肾经涌泉穴与手厥阴心包经劳宫穴相对应，手厥阴心包经内关穴与足太阴脾经三阴交穴相对应，经外奇穴八邪与八风相对应。

（8）经穴与解剖部位上下交叉对应，见表3-10。

表3-10　经穴与解剖部位对应表

经穴	解剖部位
少冲	第五趾内侧趾甲角旁0.1寸
少府	足底第1、2跖骨小头之间凹陷中
中冲	第3趾端
膝阳关	肱骨外上髁
大敦	拇指尺侧指甲角旁0.1寸

（9）常见解剖标志上下交叉对应。由于一些病症不在经络而位于四肢某些特定部位的解剖标志，我们可以选取解剖标志上下交叉对应点来治疗。四肢解剖标志对应详见表3-11。

表3-11 四肢常见解剖标志对应表

解剖标志	解剖标志
髌骨	尺骨鹰嘴
内踝尖	桡骨茎突
外踝尖	尺骨茎突
掌骨	跖骨
掌指关节	跖趾关节
肱骨内上髁	股骨内上髁

三、前后对应取穴法

前后对应取穴法是《黄帝内经》"从阴引阳，从阳引阴"，以及《难经》"阴病行阳，阳病行阴"的应用发展，是一种较常用的相应取穴法。《扁鹊神应针灸玉龙经》指出"承浆主项难举"，便是前后对应取穴的临床实例。

（1）任脉、督脉常见对应穴，见表3-12。

表3-12 任脉、督脉常见对应穴表

经脉	对应穴	经脉
任脉	承浆←→风府 天突←→大椎 璇玑←→陶道 华盖←→身柱 紫宫←→神道 玉堂←→灵台 膻中←→至阳 鸠尾←→筋缩 巨阙←→中枢 上脘←→脊中 中脘←→胸12棘突下 建里←→悬枢 下脘←→命门 神阙←→腰阳关 曲骨←→长强	督脉

（2）足太阳膀胱经背部第1侧线与足阳明胃经腹部对应穴，见表3-13。

表3-13　足太阳膀胱经背部第1侧线与足阳明胃经腹部对应穴表

经脉	对应穴	经脉
足阳明胃经	不容←→胆俞 承满←→脾俞 梁门←→胃俞 关门←→三焦俞 太乙←→肾俞 滑肉门←→气海俞 天枢←→大肠俞 外陵←→关元俞 大巨←→小肠俞 水道←→膀胱俞 归来←→中膂俞 气冲←→白环俞	足太阳膀胱经

（3）足太阳膀胱经背部第2侧线与足阳明胃经胸部对应穴，见表3-14。

表3-14　足太阳膀胱经背部第2侧线与足阳明胃经胸部对应穴表

经脉	对应穴	经脉
足阳明胃经	乳中←→膈关 膺窗←→谚语 屋翳←→神堂 库房←→膏肓俞 气户←→魄户	足太阳膀胱经

（4）足太阳膀胱经背部第2侧线与足太阴脾经对应穴，见表3-15。

表3-15　足太阳膀胱经背部第2侧线与足太阴脾经对应穴表

经脉	对应穴	经脉
足太阴脾经	腹哀←→肓门 府舍←→秩边	足太阳膀胱经

（5）足太阳膀胱经背部第1侧线与足少阴肾经胸部对应穴，见表3-16。

表3-16　足太阳膀胱经背部第1侧线与足少阴肾经胸部对应穴表

经脉	对应穴	经脉
足少阴肾经	俞府←→肺俞 彧中←→厥阴俞 神藏←→心俞 灵墟←→督俞 神封←→膈俞	足太阳膀胱经

（6）足少阴肾经腹部与华佗夹脊对应穴，见表3-17。

表3-17　足少阴肾经腹部与华佗夹脊对应穴表

经脉	对应穴	经外奇穴
足少阴肾经	幽门←→胸10 腹通谷←→胸11 阴都←→胸12 石关←→腰1 商曲←→腰2 肓俞←→腰4 中注←→腰5 四满←→骶1 气穴←→骶2 大赫←→骶3 横骨←→骶4	华佗夹脊

（7）其他前后对应穴，尚有胃经缺盆穴与小肠经肩中俞相对应，脾经天溪穴与小肠经天宗穴相对应，肺经云门穴与小肠经臑会穴相对应。

第四节　相应取穴的适应证

一、相应取穴的临床应用特点

（1）取穴简单：运用相应取穴治病取穴少，往往一两个穴位就能达到治疗效果。如背部正中第1、2胸椎棘间韧带劳损疼痛，陶道有压痛，取任脉璇玑穴治疗；又如左踝关节扭伤，丘墟压痛明显，取右阳池穴治疗。

（2）疗效显著：本法对疼痛性局限性疾病，多能随手见功，应针取效。如背痛，至阳穴压痛明显，针任脉膻中穴即时可见效。

（3）针刺与运动相结合：运用相应取穴治疗运动系统软组织损伤，应边针刺边配合活动患肢，以加强疗效。如果是胸背腹痛，留针时可配合深呼吸以增强治疗效果。

二、相应取穴的适应证

（1）各种疼痛性疾病：肩周炎，偏头痛，落枕，牙痛，下颌关节炎，腰扭伤，腰肌劳损，坐骨神经痛，胁间神经痛，棘间韧带损伤，胃脘痛，腕关节损伤，踝关节扭伤，网球肘及掌指关节痛等痛证，运用相应取穴具有良好的镇痛效果。

（2）对脑卒中偏瘫、面神经麻痹也有一定治疗作用。

三、相应取穴的临床治验

针灸临床使用相应取穴法进行治疗，效果相当满意。

病案选录

◆ **病例1**

杨某某，女，50岁，印尼华侨。初诊日期：1993年10月18日。

主诉：左第3掌指关节疼痛4个月。

病史摘要：患者长期从事家务劳动，4个月前无明显诱因出现左第3掌指关节疼痛，屈伸障碍，夜晚局部有僵硬感，天气转变时加剧。曾在印尼检查，抗O试验、血沉未见异常，经针灸、中药及抗风湿西药治疗未见好转。

检查：左第3掌指关节微肿，局部有压痛，屈而难伸；舌淡红，苔薄白，脉滑。

中医诊断：痹证。

西医诊断：左第3掌指关节炎。

辨证：湿邪阻遏。

治则：祛湿通络止痛。

取穴：右足底第3跖趾关节横纹中点。

治疗经过：毫针针刺第3跖趾关节横纹中点，施以泻法，运针3分钟，患者左第3掌指疼痛消失，活动自如。当晚局部无僵硬感，守原方治疗1次而愈。

◆ 病例2

马某某，女，25岁，工人。初诊日期：1990年12月23日。

主诉：右大腿外侧疼痛2天。

病史摘要：患者2天前无明显诱因出现右大腿外侧疼痛，局部有持续灼热痛感，夜晚为甚，行走加重，坐卧不安，自用风痛灵外搽未见好转。

检查：右大腿外侧相当于风市穴压痛明显，局部无红肿，触之微灼热；舌红，苔薄黄，脉滑。

中医诊断：痹证。

西医诊断：右股外侧皮神经炎。

辨证：湿热阻遏。

治则：清利湿热，通络止痛。

取穴：左足窍阴。

治疗经过：毫针针刺足窍阴时，用括针泻法，约2分钟后用调气法，右大腿出现凉风感，继而局部疼痛减轻，行走无明显疼痛，留针20分钟后出针，出针时挤出少许血。第3日复诊时诉右大腿外侧无灼热感，夜晚无痛，局部有轻压痛，守原方治疗2次后诸症消失。

◆ 病例3

卞某某，女，34岁，幼师。初诊日期：1990年2月22日。

主诉：左肘关节疼痛3个月。

病史摘要：患者3个月前无明显诱因出现左肘关节痛，不能穿衣，手抓东西加重，曾在某医院封闭治疗及理疗2周未见疗效，肘关节活动受限。

检查：左肱骨外上髁压痛明显，局部微肿；舌淡红，苔薄白，脉弦。

中医诊断：肘痹。

西医诊断：左肱骨外上髁炎。

辨证：气滞血瘀。

治则：行气活血，通络止痛。

取穴：右肱骨外上髁对应点。

治疗经过：针右对应点时针感传到右肩部，左肱骨外上髁疼痛即时减轻。次日左肱骨外上髁痛明显好转，但仍酸胀，活动尚可。守原方治疗4次后肘痛消失，随访半年未复发。

◆ 病例4

何某某，男，40岁，工人。初诊日期：1993年5月21日。

主诉：腰痛1个月加剧5天。

病史摘要：患者有腰部扭伤史，近1个月出现腰痛，劳累加重，弯腰明显，经服中药治疗无效，5天前因搬重物出现腰痛加剧，无下肢放射性痛。

检查：两侧腰肌紧张，大肠俞有压痛，腰部只能前屈60°角，双直腿抬高试验阴性；舌红，苔白，脉滑。

中医诊断：腰痛。

西医诊断：腰肌劳损。

辨证：湿困血瘀。

治则：祛湿活血通络。

取穴：双天枢。

治疗经过：治疗初期针刺眼针膀胱区，体针后溪、大肠俞，以及膀胱俞、脾俞刺络加拔火罐，3次无效。5月26日改用针刺天枢，当时腰部突然出现剧痛，约几秒钟后腰痛逐渐减轻。共针刺天枢6次后腰痛消失。

◆ 病例5

大卫，男，35岁，美国得克萨斯州人。初诊日期：1993年7月20日。

主诉：背部正中疼痛3天。

病史摘要：患者有背部外伤史，最近背部正中疼痛3天，疼痛难忍，夜晚不能安睡，呼吸、前俯加剧，经外敷、按摩无效。

检查：至阳穴压痛明显，不能深呼吸；舌淡红，苔薄白，脉弦。

中医诊断：伤筋。

西医诊断：第7、8胸椎棘间韧带损伤。

辨证：气滞血瘀。

治则：行气活血，通经止痛。

取穴：膻中。

治疗经过：针刺膻中，得气后用泻法，针尖直对病所，一边运针一边嘱患者慢慢深呼吸，约2分钟后背痛消失，呼吸无障碍。次日无复发。

◆ **病例6**

张某某，男，40岁，经理。初诊日期：1993年7月30日。

主诉：上背部正中疼痛半个月。

病史摘要：患者出现上背部正中疼痛半个月，颈部前俯明显，深呼吸加重，夜晚时甚，经骨科外敷、封闭治疗未见好转。

检查：身柱有压痛；舌暗，苔薄黄，脉弦；X线检查示胸椎未发现异常。

中医诊断：伤筋。

西医诊断：第3、4胸椎棘间韧带劳损。

辨证：气滞血瘀。

治则：行气活血通络。

取穴：璇玑。

治疗经过：针刺璇玑，得气后行泻法，针尖直对病所，嘱患者活动颈部及逐渐深呼吸，约3分钟后背痛消失，出针后加局部拔罐。只治疗1次而愈。

◆ **病例7**

金某某，男，36岁，干部。初诊日期：1992年12月28日。

主诉：左踝关节扭伤疼痛1天。

病史摘要：患者12月27日不慎扭伤左踝关节，局部肿痛，行走困难，以踝关节外侧明显。

检查：左丘墟及骰骨瘀肿，压痛明显，行走困难，关节活动受限；舌红，苔薄白，脉弦。

中医诊断：伤筋。

西医诊断：左踝关节扭伤。

辨证：气滞血瘀。

治则：行气活血，通络止痛。

取穴：右丘墟，右骶骨最高点。

治疗经过：先针右丘墟，得气后左丘墟痛即刻消失。继针右骶骨最高点，左骶骨痛明显减轻，左踝关节活动自如。出针后配合左丘墟、骶骨瘀肿刺络。次日左踝关节肿痛明显减轻，但慢跑时仍疼痛，守原方治疗3次踝关节肿痛消失。

◆ **病例8**

李某某，女，50岁，工人。初诊日期：1988年12月1日。

主诉：右肘关节疼痛7天。

病史摘要：患者7天前因肘部用力不慎扭伤出现右肘疼痛，并向肩部放射，手不能拿东西，穿衣服困难，自用活络油外搽未见好转。

检查：右肱骨外上髁及小海有压痛；舌淡红，苔薄白，脉弦细。

中医诊断：伤筋。

西医诊断：肘关节扭伤。

辨证：气滞血瘀。

治则：行气活血，祛瘀止痛。

取穴：左小海，左肱骨外上髁。

治疗经过：针刺上方穴，得气后边针刺边嘱患者活动右肘关节，2分钟后疼痛即明显减轻，肘关节活动自如。第2天肘关节已无疼痛，守原方巩固治疗1次。半年后因头痛来针灸时告知右肘关节自针灸治疗止痛后未见复发。

◆ **病例9**

陆某某，女，26岁，会计师。初诊日期：1993年10月2日。

主诉：右足背疼痛6年，加剧1个月。

病史摘要：患者6年前因右足背外伤后疼痛，经外敷中药治疗未愈，逢阴雨天加重，行走时小心谨慎，近1个月加重，行走不敢足底踏地。

检查：局部无红肿，右足第2、3跖骨间隙即陷谷穴有压痛；舌暗，苔薄白，脉弦。

中医诊断：痹证。

西医诊断：右足背外伤后遗症。

辨证：气血阻滞。

治则：行气血，通经络。

取穴：左陷谷。

治疗经过：针刺上方，得气后行泻法，并嘱患者做足背背屈动作，约5分钟后右足背痛消失。只针刺1次足背痛止，随访3个月未复发。

第四章

针灸调肝治病术

第一节　针灸调肝治病概述

针灸调肝治病术是取肝经穴位或其他与肝有关的穴位治疗全身疾病的一种特殊针灸方法。《读医随笔》云："医者善于调肝，乃善治百病。"针灸治病亦如此，善于调肝才能随手见功，应针取效。历代针灸医家都非常重视调肝法的临床应用。

一、《黄帝内经》论针灸调肝

《黄帝内经》不仅有针刺肝经穴位治疗肝胆病，而且有用肝经穴位治疗厥心痛、腰痛、小便不利、疟疾、厥头痛、痿证、耳聋等疾病。《灵枢·厥病》指出："厥心痛，色苍苍如死状，终日不得太息，肝心病也，取之行间、太冲。"此论肝气乘心之心痛，刺太冲、行间可疏肝气，泻盛逆而止痛。《灵枢·杂病》说："心痛引小腹满，上下无常处，便溲难，刺足厥阴。"又说："小腹满大，上走胃，至心，渐渐身时寒热，小便不利，取足厥阴。"这就是肝气盛逆冲心及冲犯三焦内外，故取足厥阴肝经之穴调治而病自愈。《灵枢·厥病》言："厥头痛，头脉痛，心悲善泣，视头脉动反盛者，刺尽去血，后调足厥阴。"厥头痛乃因肝气上逆冲头，故刺足厥阴可降逆去痛。《灵枢·杂病》又云："腰痛，痛上热，取足厥阴。"此因足厥阴经风热所致腰痛，故调肝以治之。《素问·痿论》说："肝主身之筋膜……肝气热，则胆泄口苦筋膜干，筋膜干则筋急而挛，发为筋痿。各调其荥，而通其俞，则病已矣。"说明肝热亦产生痿证，调荥俞其病可治。

二、《伤寒论》论针灸调肝

张仲景在《伤寒论》中论及针灸治病条文有31条，而涉及调肝治病者就有6条。

（1）《伤寒论》第142条指出："太阳与少阳并病……慎不可发汗，发汗则谵语，脉弦，五日谵语不止，当刺期门。"这是因为误发汗，使热邪入肝经则谵语，脉弦，刺肝经募穴期门以泻肝经热邪。

（2）《伤寒论》第143条指出："妇人中风，发热恶寒，经水适来，得之七八日，热除则脉迟身凉，胸胁下满，如结胸状，谵语者，此为热入血室也，当刺期门，随其实而取之。"此乃妇女当月经期时伤寒，以致热入血室，形成结胸之证，刺期门以疏肝理气，泻血室之热。

（3）《伤寒论》第216条指出："阳明病，下血谵语者，此为热入血室，但头汗者，刺期门，随其实而泻之。"此论阳明热盛，热在血分，侵入血室之证，刺期门以泻肝经之血热，使热邪从血室外泄。

（4）《伤寒论》第343条指出："伤寒六七日，脉微，手足厥冷，烦躁，灸既阴。厥不遂者，死。"这是厥阴病的阳衰阴盛、虚阳上浮之证，病属险证，急灸本经原穴以温阳复脉。

（5）《伤寒论》第100条指出："伤寒发热，啬啬恶寒，大渴欲饮水，其腹必满，自汗出，小便利，其病欲解，此肝乘肺也，名曰横，刺期门。"这是木胜侮金之证，肝气盛逆，上乘于肺，刺期门以泻肝气之逆。

（6）《伤寒论》第108条指出："伤寒腹满谵语，寸口脉浮而紧，此肝乘脾也，名曰纵，刺期门。"此乃肝气盛逆，横犯脾土，刺期门以疏泄其逆气。

三、《千金方》论针灸调肝

孙思邈在《千金方》中不但记载了大量针灸文献，而且论述了许多针灸调肝治病的方法。如小便失禁，灸大敦七壮，又行间七壮；肝心痛，取行间、太冲；行间主面苍黑；太冲主面尘黑；肝咳刺太冲；吐逆，灸脾募百壮；男子腰脊冷痛，溺多白浊，灸脾募百壮；章门主心痛而呕，四肢解堕喜怒；行间主短气呕血胸背痛；太冲主面唇色白，时时呕血，女子漏血；行间主茎中痛；期门主腹大坚不得息，胀瘅满，少腹尤大；重舌，灸行间如随年壮；等等。说明孙氏对针灸调肝有丰富的经验。

四、其他医家论针灸调肝

除《黄帝内经》《伤寒论》《千金方》外，历代其他医家也论及针灸调肝治病术，特别是在针灸歌赋上载有许多调肝治病经验，这是历代医家经验精华之一。

现存最早针灸专著《针灸甲乙经》记载有"少腹中满，热闭不通，足五里主之"的临床实例。在腧穴学上有突出贡献的宋代针灸医家王惟一在《铜人腧穴针灸图经》中记有："阴廉治妇人绝产，若未经生产者，可灸三壮即有子。"元代王国瑞《针灸歌》汇集了大量针灸验方，其中"咳逆期门中指长""太冲腹痛需勤诵""膝肿目疾行间术"等，也是针灸调肝治病内容之一。

明代著名针灸医家杨继洲博采众书，在《针灸大成》中收集了历代针灸资料，并载有调肝治病术，如"阴挺出，灸曲泉、照海、大敦""小便赤如血，灸大敦、关元"等。

明代徐凤《针灸大全》所载《席弘赋》，不仅以特效穴专治某病而闻名，而且记有"大便闭涩大敦烧"的针灸调肝处方。

窦汉卿所撰《通玄指要赋》记述窦氏治验心得，介绍了脏腑经络辨证取穴的方法，如"且如行步难移，太冲最奇"是调肝治病术验方之一。窦氏还在《标幽赋》里记载有"心胀，咽痛，针太冲必除"等用调肝治心痛、咽痛的心得。其中"寒热痛痹开四关而已之"，则是调肝治病的典范。

马丹阳把自己临床实践中所积累的经验编成《马丹阳天星十二穴治杂病歌》，认为太冲"亦能疗腰痛"。

《肘后歌》搜集了常用且有效的针灸处方，也载有"股膝肿起泻太冲""伤寒癖结胁积痛，宜用期门见深功"。

《百症赋》有"太冲泻唇喎以速愈"。

《灸法秘传》亦有"气促咳逆，易于动怒，灸肝俞"及"小便频数灸大敦"的记载。

以上这些均属针灸调肝治病术。可知历代针灸医家非常重视调肝法在针灸临床上的应用。

第二节　调肝治病的理论基础

一、肝与其他脏腑的关系

中医认为，人体脏腑经络的功能活动，如肺气的宣发与肃降，肝气升发与疏泄，脾气之升清和胃气之降浊，心火下降与肾水上升等，都是脏腑气机升降运行的具体表现。人体脏腑、经络功能的发挥及其互相之间的联系，以及物质的受纳，糟粕的排泄等，无不赖气机升降出入活动来完成，从而使气化作用得以顺利进行，以维持人体正常生命活动。因此，升降失调，可波及脏腑，表里内外，四肢九窍，而产生各种疾病。而气机升降方面，肝的升发与疏泄起了重要作用。因肝处中焦，其气疏畅发泄，能上通下达，旁调中州，疏畅内外，无所不至。为三焦诸脏气机升降出入之枢纽。唐容川说："三焦之源，上连肝气胆气。"这是因为肝（胆）对三焦气机运行起重要的枢调作用。肺之宣降，心之主血，脾主运化，膀胱和肾之气化，胃气之通降，小肠之分清别浊，大肠之传导，胆汁的分泌，无不赖以肝气之枢转，气机的通畅。所以，《读医随笔》说："故凡脏腑十二经之气化，皆必藉肝胆之气化以鼓舞之，始能调畅而不病。凡病之气结、血凝、痰饮、浮肿、臌胀、痉厥、癫狂、积聚、痞满、眩晕、呕吐、哕呃、咳嗽、哮喘、血痹、虚损，皆肝气之不能舒畅所致也。"

（一）肝与肺的关系

肺居上焦而主气，司呼吸宣发和肃降，所主之气藉肝之枢调而得以正常宣降。若肝气郁滞，气枢不和，则肺必宣降失调，则咳喘、胸满等症发生，正如《素问·咳论》所云："肝咳之状，咳则胸胁下痛。"《素问·经脉别论》亦云："有所坠恐，喘出于肝。"均揭示了肝气犯肺所致咳喘之机制。

（二）肝与心的关系

心位上焦，主血而藏神。血之运行赖气之推动，气之正常宣达有赖于肝之调畅。若肝郁气机失和，则宗气不畅，心血为之瘀阻，常致胸痹心痛等症；如大怒伤肝，气机悖逆，上乘于心，则惊悸、怔忡，甚至昏迷。《难经·十八难》云："假令心脉急甚者，肝邪干心也"。《灵枢·厥病》亦云："厥心痛，色苍苍如死状，终日不得息，肝心痛也，取行间、太冲。"均说明肝之气枢失常，上病及心，取肝经俞穴治之。诚如《靖盦说医》所言："惟心家之病，可以责肝，如心烦、心悸等，则专理肝气亦可愈。"

（三）肝与脾胃的关系

脾胃处中焦，主运化水谷精微，但必赖肝之枢调才能正常运行。只有肝气和顺，气机疏调如常，脾胃升降方得调和不病。正如《血证论》所言："盖肝木之气，主于疏泄脾土，而少阳春生之气，又寄在胃中，以升清降浊，为荣卫之转枢。"若肝失疏泄，乘犯脾胃而为病，故《素问·举痛论》有"怒则气逆，甚则呕血及飧泄"之说。叶天士《木刻本叶氏医案》也说："肝气不疏，脘痛呕恶。"

（四）肝与肾、膀胱的关系

肾居下焦，主水。水虽赖肾阳温蒸，但与肝之枢转无不相关，诚如《医话拾零》所云："肝气能下达，故能助肾气之疏泄。肾主闭藏，有肝气疏泄之，二便始能通顺。"若肝气不畅，势必波及肾与膀胱的气化，致水液停蓄而为癃闭或水液泛滥之病。《素问·大奇论》云："肝壅，不得小便。"《难经·十六难》也说："假令得肝脉……其病……闭淋、溲便难。"《灵枢·热病》也说："癃，取之阴跷，及三毛上（大敦），及血络出血。"《千金方》载："小便失禁，灸大敦七壮，又行间七壮。"以上均说明，肝失调畅将影响肾与膀胱气化，取肝经俞穴亦能利小便。

（五）肝与小肠的关系

小肠主化食，但亦赖于肝之枢气调畅，才能分清别浊，发挥正常生理功能。若肝失枢调，小肠泌别失职，清浊不分发为腹泻，故陈无择《三因极一病证方论》认为，外邪可导致腹泻，情志失调亦可引起腹泻，如"喜则散，怒则激，忧则聚，惊则动，脏气隔绝，精神奇散，以致溏泄。"

（六）肝与大肠的关系

大肠为传导之官，亦赖于肝之枢调才能排除糟粕。若肝气失调，影响到大肠传导功能而产生便秘、泄泻等症。如《症因脉治·大便秘结论》所言："诸气怫郁，则气壅大肠，而大便乃结。"

（七）肝与胆的关系

胆为中精之腑，内藏胆汁，为肝之余气所成。由于肝的疏泄作用，使胆汁助脾胃以化物，是为木能疏土的枢转之一。如果肝失调畅，胆汁外溢于肌肤则发为黄疸，所以陈士铎的《辨证奇闻》"肝疸"一节中，明确指出肝疸的病因是由于"肝气之郁"所致。

从以上可知，肝与脏腑关系密切。肝的升发、疏泄正常，则五脏和安，否则出现百病。故《知医必辨》云："惟肝一病，即延及他脏……治病能治肝气，思过半矣。"说明调肝治病的重要性。

二、肝与经络的关系

肝脏是通过经络行与其他脏腑联系的，所以肝与经络有密切关联。

（一）经络与肝的关系

（1）足厥阴肝经：其循行"挟胃，属肝，络胆""上注肺""与督脉会于巅"。

（2）足少阴肾经："其直者，从肾上贯肝。"

（3）足少阳胆经："其支者，络肝，属胆。"

另外，足少阳经别"散之上肝"。

从以上可知，肝通过经络与肺、肾、胃、胆及督脉直接相连。

（二）肝经与形身的关系

（1）肝经与头面五官的关系：足厥阴肝经与督脉会于巅，连目系，下颊里，环唇内，络于舌本，循喉咙之后，上入咽喉上部。

（2）肝经与躯体下肢关系：足厥阴肝经，布胁肋，抵小腹，络于膻中，行于下肢内侧。

第三节　调肝法在针灸临床上的应用

清代李冠仙在《知医必辨·论肝气》中说："人之五脏，惟肝乃动而难静，其他脏有病不过自病，亦或延及别脏，乃病久而生克失常所致，惟肝一病即延及他脏。"肝气一动，即乘脾土，作痛作胀，甚则作泻。或上犯胃土，气逆呕，两胁痛胀。因肝之经脉布两胁，而胃之大络亦在两胁。其或上而冲心，致心跳不安。或上而侮肺，肺属金，原以制肝木，而肝气太旺，不受金制，反来侮金，致肺之清肃不利，气喘不已。又或化火生风，眩晕非常。或上及巅顶，疼痛难忍。或血不荣肝，筋失所养，四肢抽搐，周身抽掣。或疏泄太过，致肾不闭藏，而二便不调。所以李冠仙说："五脏之病，肝气居多，而妇人尤甚。"《医碥》也说："百病皆生于郁。而木郁是五郁之首，气郁乃六郁之始，肝郁为诸郁之主。"因此，《读医随笔》谓"医者善于调肝，乃善治百病"。针灸治病亦如此，善于调肝，脏腑、经络、肢体形身、九窍等疾病才能应针取效。

一、调肝与针灸治病

《石室秘录》指出："诸痛者皆属于肝。"又说："论此症（痛证）满身上、下、中央俱病矣，当先治肝为主，肝气一舒则诸症自愈。"蒋宝素的《问医医案》指出："肝病善痛。"黄云台的《黄氏纪新效新书》也说："肝气入络则痛。"人身诸痛如头痛、腰痛、颈痛、胁痛、胃痛、腹痛、心痛、膝痛、肩痛等，无不与肝气失疏、气滞血瘀有关，故针灸调肝可治诸痛。

（一）头痛

《证治准绳》指出："怒气伤肝及肝气不顺，上冲于脑，令人头痛。"《医砭》云："头风之疾，乃本肝经而作。"《临证指南医案·头痛》认为："头为诸阳之会，与厥阴肝脉会于巅，诸阴寒邪不能上逆为阳气窒塞，浊邪得以上据，厥阴风火，乃能逆上作痛。"因肝主升发之气，其气由于情志影响而被遏时，往往出现头痛和情志方面的疾病。诚如《灵枢·厥病》所云："厥头痛，头脉痛，心悲善泣，视头脉反盛者刺尽去血，后调足厥阴。"所以，针灸疏调肝气，行气活血，则头痛自愈。

病案选录

◆ **病例1**

黄某某，女，50岁，工人。初诊日期：1990年2月10日。

主诉：头痛反复发作3年，加剧10天。

病史摘要：患者头痛反复发作3年，以前额明显，时眼花，头部有沉坠感，月经前后加甚，伴有鼻塞。耳鼻喉科检查未发现有鼻炎，经服正天丸、天麻蜜环菌片及中药治疗未见明显好转，近10天加剧。

检查：局部无明显压痛，血压正常；舌暗，苔薄白，脉弦。

中医诊断：头痛。

西医诊断：肌紧张性头痛。

辨证：气滞血瘀。

治则：行气活血，通络止痛。

取穴：双合谷，双太冲，印堂。

治疗经过：针刺上方穴，行泻法，留针20分钟。治疗2次后头痛明显减轻，治疗6次后头痛消失。随访半年无复发。

◆ **病例2**

刘某某，女，56岁，退休干部。初诊日期：1990年10月9日。

主诉：头痛反复发作10年，加剧2天。

病史摘要：患者因家庭不和出现巅顶头痛10年，发作时难以忍受，每于精神紧张即发，近2天加重，伴颈项不适，下午为甚，胸闷、恶心，经服谷维素、盐酸氟桂利嗪胶囊等药物治疗后未见好转。

检查：百会压痛明显，头颅无异常，颈肌紧张；舌红，苔薄白，脉弦数。

中医诊断：头痛。

西医诊断：肌紧张性头痛。

辨证：肝郁气滞。

治则：疏肝理气止痛。

取穴：双合谷，双太冲，百会。

治疗经过：针刺合谷、太冲，行泻法后头痛明显减轻，留针20分钟后出针，加百会三棱针刺络。第2天复诊时已无头痛，守原方治疗1次后诸症消失。

（二）腰痛

腰痛多责于寒湿、湿热、肾虚、血瘀等，然肝气不舒、气滞所致腰痛者有之。《脉因证治》指出："盖失志伤肾，郁怒伤肝，忧思伤脾，皆致腰痛。"《景岳全书·腰痛》说："腰痛，郁怒而痛者，气之滞也。"《医学集成》又指出："腰痛一证，无不归本于肝肾。"以上均说明肝郁气滞亦能引起腰痛。所以，《灵枢·杂病》说："腰痛，痛上热，取足厥阴。"《灵枢·经脉》又说："肝足厥阴之脉，是动则病腰痛不可俯仰。"《素问·刺腰痛论》云："厥阴之脉令人腰痛，腰中如张弓弩弦，刺厥阴之脉。"因此，临床上针刺肝经有关穴位，以疏调肝气，畅通气机，则腰痛必除。

❀ 病案选录 ❀

张某某，女，50岁，工人。初诊日期：1990年6月13日。

主诉：腰痛反复发作2年，加剧7天。

病史摘要：患者腰痛反复发作2年，局部呈胀痛感，经服中药治疗症状时轻时重，6月6日因擦地板后腰痛加剧，局部呈僵硬状，不能转侧或俯仰，伴有胸胁满闷，经外敷活血祛瘀中药6天无效。

检查：腰4、腰5及双侧章门均有压痛，前俯与垂直线30°角阳性，不能转侧；双眼肝区血络紫暗；舌淡暗，苔薄黄，脉弦，左关尤甚；X线检查示腰4、腰5退行性变。

中医诊断：腰痛。

西医诊断：腰椎增生性脊柱炎。

辨证：气滞血瘀。

治则：疏肝行气，活血通络。

取穴：眼针双肝区，左太冲，双章门。

治疗经过：针刺眼针肝区、太冲，得气后嘱其活动腰部，腰痛即刻减轻，约10分钟后疼痛明显好转，能前俯80°角，转侧正常。留针15分钟后出针，加三棱针点刺章门，加拔火罐。次日复诊时腰痛较轻，仅早起时腰部有僵硬感，守原方治疗6次而愈。

（三）胃脘痛

《冷庐医话》云："百病皆生于郁。"胃脘痛亦有因忧思恼怒，情志不畅，肝郁气滞，不得疏泄，横逆犯胃，气血壅滞而不行，不通则痛。叶天士亦云："肝气不疏，脘痛呕恶。"《素问·至真要大论》指出："厥阴之胜，胃脘当心而痛。"《友渔斋医话》指出："胃痛，因其治亦专责于肝。"临床上我们常用疏肝理气的四关穴配以和胃健脾的中脘穴治疗肝胃不和引起的胃脘痛，效果相得益彰。

病案选录

冯某某，男，36岁，经理。初诊日期：1991年1月23日。

主诉：胃脘痛反复发作3年，加剧1周。

病史摘要：患者胃脘痛反复发作3年，以饥饿时尤甚，时反酸水，经常服雷尼替丁治疗，症状时好时坏。近1周加剧，服用胃仙U等药亦不能缓解，胃脘胀痛甚，胃纳差。

检查：中脘有压痛；左眼肝区及右眼胃区血络鲜红；舌边尖红，苔薄白，脉弦数；胃镜检查示"十二指肠球部溃疡"。

中医诊断：胃脘痛。

西医诊断：十二指肠球部溃疡。

辨证：肝气犯胃。

治则：疏肝理气，和胃止痛。

取穴：四关穴，中脘。

治疗经过：取上方穴针刺，先泻四关穴，后补中脘，约15分钟后胃脘痛消失，留针20分钟。第2天复诊，已无胃脘痛，仅有胸闷，守原方治疗2次而愈。

（四）胁痛

肝脉布于两胁，肝为将军之官，其性动而主疏泄。若情志抑郁，或暴怒伤肝，皆能使肝失调达，疏泄不利，气血阻痹而致胁痛。《灵枢·五邪》云："邪在肝，则两胁中痛。"《金匮要略》亦云："肝郁胁痛者，悲哀恼怒，郁伤肝气。"《古今医鉴》又言："肝气有余，两胁作痛。"凡此皆足以说明胁痛与肝气郁结关系密切。临床以太冲、期门疏肝郁，肝俞泻有余之气，行间泻肝火，配以胆经阳陵泉治疗，常应针取效。

❀ 病案选录 ❀

麦某某，男，50岁，干部。初诊日期：1992年5月3日。

主诉：左胁肋疼痛3天。

病史摘要：患者无明显诱因出现左胁肋疼痛，局部有胀闷感，夜晚尤甚，不得安睡，无恶心、呕吐，无发热，经服罗通定片、吲哚美辛等药物治疗未见好转。

检查：在腋中线上第6、7肋间隙压痛明显，局部微肿，无灼热感；舌淡红，苔薄白，脉弦。

中医诊断：胁痛。

西医诊断：左第6、7肋间神经痛。

辨证：肝郁气滞。

治则：疏肝理气止痛。

取穴：双太冲，左阳陵泉，左期门。

治疗经过：针刺太冲、阳陵泉，得气后行泻法，4分钟左胁痛减轻，针刺10分钟胁痛消失，留针20分钟出针加期门穴埋皮内针。第2天复诊时诉针刺后当晚无明显胁痛而安睡，仅今早起身时局部微痛，守原方治疗4次而愈。

（五）肩臂痛

肩臂痛与手六经、足少阳经有关。《中藏经》云："肝中寒，则两臂痛不能举。"对肩臂痛的针刺治疗，《席弘赋》写道："手连肩背痛难忍，合谷针时要太冲。"《杂病穴法歌》亦作："手指连肩相引痛，合谷、太冲能救苦。"这些都是调肝治肩臂痛的例证。

（六）下颌关节功能紊乱

下颌关节功能紊乱与胃经、手足少阳经、手太阳经、手阳明经的经气逆乱有关。但若肝气失疏波及以上诸经，亦可引起下颌关节功能紊乱而产生张口时下颌关节疼痛，故针灸调肝亦可治疗本病。

❧❧ 病案选录 ❧❧

邓某某，男，35岁，个体户。初诊日期：1993年10月20日。

主诉： 右下颌关节疼痛半年。

病史摘要： 患者右下颌关节疼痛半年，张口吃东西障碍，夜晚为甚，不敢大声说话，经封闭及服吲哚美辛治疗无效。

检查： 张口困难，右下关有压痛；舌红，苔薄白，脉弦；X线检查示右下颌关节功能紊乱。

中医诊断： 面痛。

西医诊断： 右下颌关节功能紊乱。

辨证： 气滞型。

治则： 疏肝行气止痛。

取穴： 四关穴，右下关。

治疗经过： 开始针刺下关、合谷，局部拔火罐2次无效。10月22日改针刺四关穴，针刺得气后5分钟，患者下颌关节疼痛基本消失，张口自如。留针20分钟后出针，加火针点刺右下关。10月25日复诊时诉针刺四关穴后当晚无下颌关节痛，但张口时微痛。守22日方治疗1次而愈。

（七）心痛

心痛病位在心，但发病与肝密切相关。由于忧思恼怒，心肝之气郁滞，血脉运行不畅，而致心痛。《三因极一病证方论》指出："心痛，皆脏气不平，喜怒忧郁所致。"《灵枢·杂病》

云："心痛，引小腹满，上下无常处，便溲难，刺足厥阴。"《灵枢·厥病》又说："厥心痛，色苍苍如死状，终日不得太息，肝心痛也，取行间、太冲。"《石室秘录》亦提出："人病心痛，不治心而治肝。"这是因为针灸调肝能治心痛。

（八）其他痛证

《石室秘录》写道："手足痛，人以为脾经之热，不知非脾，乃肝木之郁结。散其郁气，则手足之痛自去。"另外，胸痛、颈痛、腹痛、风湿痹痛，针灸调肝而痛随利减。

二、针灸调肝止喘效奇

哮喘一证，历代医家多责肺脏为主，与脾、肾相关，诚如陈无择在《三因方·喘脉证治》中所言："五脏皆有上气喘咳，但肺为五脏华盖，百脉取气于肺，喘既动气，故以肺为主。"故《针灸资生经》有"因与人治哮喘，只缪（刺）肺俞，不缪（刺）他穴"之说，然肝脉"其支者，复从肝别贯膈，上注肺。"倘若肝失疏畅，肺气为其所郁，气上而不下，则发为喘逆。正如《医学入门》所说："惊忧气郁，惕惕闷闷，引息鼻张气喘，呼吸急促而无痰声者。"《鸡峰普济方·方十七》又说："气不行则留于肝，肝气乘肺而喘出于肝。"即是肝气乘肺引起的哮喘，临床上以调肝法治哮喘疗效称奇。

❖ 病案选录 ❖

龙某某，女，23岁，服务员。初诊日期：1992年7月14日。

主诉： 哮喘发作9.5小时。

病史摘要： 患者哮喘反复发作19年，经针灸治疗已控制1年未发作。7月13日23时突然出现胸闷，继而气喘，喉中痰鸣，不能平卧，伴左胁胀闷，口苦。14日上午要求针灸急诊。

检查： 呼吸36次/min，心率120次/min，双肺布满哮鸣音，无明显湿啰音，口唇发绀；舌红，苔黄，脉弦数。

中医诊断： 哮证。

西医诊断： 支气管哮喘急性发作。

辨证：热哮。

治则：泻肝宣肺平喘。

取穴：双太冲。

治疗经过：取上方针刺，得气后行泻法，约2分钟后喘止，留针15分钟后出针，复查呼吸21次/min，心率102次/min，哮鸣音消失。7月15日复诊时未见哮喘复发。

三、针灸平肝定眩晕效验

肝为风木之脏，体阴而用阳，其性刚劲，主动主升。若因忧郁、恼怒太过，肝失条达，肝气郁结，气郁化火伤阴，肝阴耗伤，风阳易动上扰头目，发为眩晕。《黄帝内经》云："诸风掉眩，皆属于肝。"《重订严氏济生方·眩晕门》又言："肝风上攻，必致眩晕。"《临证指南医案》指出："所患眩晕者，非外来之邪，乃肝胆之风阳上冒耳。"所以针灸平肝息风可定眩晕。

❖❖❖ 病 案 选 录 ❖❖❖

梁某某，男，65岁，退休干部。初诊日期：1990年8月10日。

主诉：反复眩晕3年，加剧1周。

病史摘要：患者因高血压眩晕反复发作3年，情绪不稳定时尤甚，经常服降压药治疗。近1周眩晕加重，性情急躁、易怒。

检查：血压180/93 mmHg，心率75次/min；舌红，苔薄，脉弦略数。

中医诊断：眩晕。

西医诊断：高血压病。

辨证：肝阳上亢。

治则：平肝潜阳。

取穴：四关穴。

治疗经过：针刺四关穴，得气后行泻法，留针20分钟，治疗3次眩晕减轻，血压降到150/90 mmHg。治疗5次后眩晕消失，血压降到135/90 mmHg。巩固治疗3次。

四、调肝治中风效佳

《素问·生气通天论》指出："阳气者，大怒则形气绝，而血苑于上，使上薄厥。"这是因大怒伤肝等情志刺激而迫使气血逆乱，甚者昏厥不省人事。若伤及诸筋，使筋弛纵不收，而不能随意运动，发为半身不遂。《中风斠诠》说："五脏之性肝为暴，肝木横逆而风自生。"因此，《医学衷中参西录》指出："脑充血诸证，西人所谓脑气筋病者，皆与肝气有涉。"中风半身不遂、口眼歪斜皆与肝风有关，故针灸足厥阴肝经俞穴为主，平肝息风、通络亦能达到纠偏作用。

病案选录

◆ 病例1

陆某某，女，60岁，退休工人。初诊日期：1989年10月25日。

主诉：口角向右歪斜7天。

病史摘要：患者于10月18日开始出现左耳后疼痛，面部麻木，第2天起床发现口角向右歪斜，左眼闭合不全，吃东西时部分食物藏于内颊，左耳后痛连左侧头部，夜不能寐，经肌注维生素B_1、维生素B_{12}，以及服中药治疗未见好转。

检查：左鼻唇沟变浅，额纹消失，鼓腮漏气，左眼闭合不全，露眼约4 mm，左翳风有压痛；舌红，苔黄，脉弦。

中医诊断：口僻。

西医诊断：左周围性面神经麻痹。

辨证：风热侵袭。

治则：疏风清热，通络牵正。

取穴：四关穴，左牵正。

治疗经过：针刺上方2次后耳后疼痛消失，15次后口眼歪斜基本纠正，24次后痊愈。

◆ 病例2

于某某，女，50岁，干部。初诊日期：1993年10月20日。

主诉：左半身不遂2个月。

病史摘要：患者2个月前工作时突然出现头痛，继而出现左半身不遂，当时神清，无呕吐，经某医院CT检查为"右脑出血"，服用中西药治疗未见明显好转，伴有头晕，胃纳差，由家人推来就诊。

检查：精神忧郁，血压150/100 mmHg，左上肢、下肢肌力均Ⅱ级，肌张力正常，左肱二头肌腱及膝反射亢进，左巴宾斯基征及霍夫曼征均阳性；舌尖红，苔薄白，脉弦。

中医诊断：①中风（中经络）；②眩晕。

西医诊断：①脑出血恢复期；②高血压病。

辨证：肝阳上亢。

治则：平肝潜阳，通络纠偏。

取穴：四关穴，百会。

治疗经过：针刺上方，得气后行泻法，10分钟后头晕、头痛减轻。第2天血压降到135/98 mmHg，守原方治疗。第3天血压降到110/78 mmHg，头痛、头晕消失。针刺10次后左上、下肢肌力升到3级，扶能行走。治疗15次，下肢肌力为4级，左上肢有麻痹感，但能自扶拐杖来诊。共针刺30次，上肢恢复正常，肌力5级，肢体麻痹消失，下肢肌力4～5级，返回单位上班。

五、调肝治颤证

颤证乃由肝阳偏亢、阳盛化风、筋脉失养所致。《医学纲目》说："内经云，诸风掉眩，皆属于肝。掉即颤振之谓也。"所以，清代杨西山在《弄丸心法》中论及治疗本病时指出："治法必须疏肝和气，安魂定魄，纳气归元海，而病自愈。"临床上以四关穴、肝俞为主治疗。

病案选录

温某某，女，40岁，幼师。初诊日期：1993年11月12日。

主诉：右手震颤伴腰痛3天。

病史摘要：患者因被别人砸伤后出现右手震颤，日夜不停，伴腰痛，足踝关节肿痛，呃逆，头晕，经中西药治疗无效。

检查：精神忧郁，右手震颤180次/min，腰部及手足见多处瘀肿，呃逆频频，双直腿抬高试验45°角阳性，右手指鼻试验阳性，第4、5腰椎有压痛，拾物试验阳性；舌暗，苔薄白，脉弦。

中医诊断：①颤证；②伤筋。

西医诊断：①神经官能症；②多发性软组织损伤。

辨证：气滞血瘀。

治则：疏肝行气，活血通络。

取穴：四关穴，眼针左肾区，双肝俞。

治疗经过：针刺上方，得气后行泻法，约15分钟后右手震颤基本消失，呃逆偶发，腰痛明显好转，留针30分钟后无手震，出针后于肝俞及右合谷穴埋皮内针。次日复诊无手震颤，腰部微痛，时有呃逆，守原方治疗4次，手震、腰痛、呃逆消失。后配合刺络法治疗手足瘀肿。

六、针灸调肝医妇科病

蒋宝素在《问斋医案》中说："女子肝无不郁。"《碣塘医话补编》指出："因女子以肝为先天，阴性凝结，易于怫郁，郁而气滞，血亦滞也。"肝主藏血，主疏泄，喜条达，若肝郁气滞则血为气并，或月经不调，气滞血滞不通则经来腹痛，滞久则闭经，月事不行；若肝郁化火，热伤冲任，则出现月经先期、月经过多、崩漏等；若肝气犯胃，胃失和降，则致妊娠恶阻。所以，针灸调肝则气畅月经调，气行则腹痛随和而减，气通则经行。《圣济总录》说："月事不利，或下赤白阴寒，行间主之。"《针灸甲乙经》也说："血闭无子，不嗜食，曲泉主之。"《医学纲目》指出："产后噫呃服药无效，灸期门必愈。"《医学准绳》载："产后咳逆，灸期门极效。"这是针灸调肝治妇科病的例子。

◆ **病例1**

区某某，女，27岁，服务员。初诊日期：1990年9月5日。

主诉： 行经少腹疼痛1天。

病史摘要： 患者9月4日行经出现少腹痛，伴局部有冷感，双耳痛，胸闷，月经量中等，有瘀块，自服田七痛经胶囊无效。

检查： 面容痛苦，前额出汗，腹部凉感；舌红，苔薄白，脉弦。

中医诊断： 痛经。

西医诊断： 原发性痛经。

辨证： 气滞血瘀。

治则： 疏肝理气，活血止痛。

取穴： 眼针双肝区。

治疗经过： 针刺肝区，得气后腹部有热流感，继而腹痛减，耳痛、胸闷等消失，留针20分钟腹痛消失。9月6日复诊时无腹痛发作，守原方治疗1次。

◆ **病例2**

马某某，女，25岁，工人。初诊日期：1991年3月26日。

主诉： 月经中断4个月。

病史摘要： 患者原有IgA肾炎，经针灸治疗症状缓解。但近4个月未来月经，伴有胸闷，时头痛，经服调经药月经未来。月经初潮14岁，月经周期28天，行经5天，量中等，有瘀块，时腹痛。末次月经1990年11月25日。

检查： 妇科检查子宫发育正常，无盆腔炎体征；舌淡暗，苔白，脉弦细。

中医诊断： 闭经。

西医诊断： 继发性闭经。

辨证： 气滞血瘀。

治则： 疏肝理气，活血通经。

取穴： 双太冲，双合谷，右血海。

治疗经过：针刺上方穴，得气后行调气法，治疗3次胸闷消失，治疗6次即行经，量中等。在下次月经前5天，每天再守上方针刺1次，月经正常。

七、从肝论治男科疾病

足厥阴肝经"循股阴，入毛中，过阴器，抵小腹。"其经别者"循胫上睾，结于茎。"其经筋"上循阴股，结于阴器。"所以，肝经与前阴部直接联系，从肝调治可医男科疾病。《灵枢·经脉》指出："足厥阴之别，名曰蠡沟。气逆则睾肿卒疝，实则挺长，虚则暴痒，取之所别也。"即用蠡沟穴可治疗睾丸肿痛、疝气、阳强、阴痒等病症。《灵枢·经筋》指出："足厥阴之筋，其病阴器不用，伤于内则不起，伤于寒则阴缩入，伤于热则纵挺不收。"说明足厥阴经筋病引起阳痿、阴缩、阴茎纵挺不收等症，调肝可治之。《证治准绳》指出："少年之人阳痿，有因于失志者，宜舒郁，不宜补阳。"即疏肝可治阳痿。《玉龙歌》载："七般疝气取大敦。"《十四经穴主治歌》云："中封主遗精病。"这些都是调肝治男科病的实例。

病案选录

香某某，男，57岁，售货员。初诊日期：1990年11月26日。

主诉：右腹股沟胀痛20天。

病史摘要：患者右腹股沟疝10年，经服中药治疗症状已控制，但近20天复发，右腹股沟胀痛，咳时痛甚，站立时有物下坠感，伴胸闷胀。

检查：站立时右腹股沟疝肿大约7 cm×6 cm×3 cm，局部压痛；舌暗，苔白，脉弦。

中医诊断：疝气。

西医诊断：右腹股沟疝。

辨证：气滞型。

治则：疏肝理气提托。

取穴：眼针左肝区、右肺区、左大敦。

治疗经过：针刺眼针肝区、肺区，得气后10分钟疝痛减轻，留针20分钟，出针后加直接灸大敦5壮。11月27日复诊，疝气肿胀消60%，守原方治疗3次而愈。

八、四关穴的临床应用

四关穴因以合谷、太冲两对穴在临床上相互配伍使用而得名。"四关"一词首见于《灵枢·九针十二原》，其言云："十二原出于四关，四关主治五脏。"张介宾在《类经》注解时说："四关者，即两肘、两膝，乃周身骨节之大关也。故凡井、荥、输、原、经、合穴，皆手不过肘，足不过膝，而此十二原者，故可以治五脏疾也。"又张志聪注："四关者，两肘、两腋、两髀、两腘。"均指明四关为部位名。而窦氏《标幽赋》载有"寒热痛痹，开四关而已之"的临床实例。杨继洲在《针灸大成》中说："四关者，五脏有六腑，六腑有十二原，出于四关，太冲、合谷是也。"进一步明确了四关为合谷、太冲相配而得名。四关穴配伍治病之理为：合谷为手阳明大肠经原穴，阳明为多气多血之经，本穴具有调和气血、通经活络、行气开窍、疏风解表、清热、通调肠胃、镇静安神之功。《经穴性赋·气门》说："合谷泄肺气之郁结。"《医学入门》称："合谷主中风，痹风，筋急疼痛，诸般头痛、水肿。"《循经》云："合谷主狂邪癫厥。"《铜人腧穴针灸图经》亦云："合谷主寒热症，鼻衄不止，耳聋，目视不明，唇吻不收，不能言，口噤不开。"太冲为足厥阴肝经输穴、原穴，为多血少气之经。肝为脏为阴，肝藏血，主疏泄。太冲穴有调和气血、疏肝理气、平肝息风之效。《经穴性赋·血门》谓太冲有"通经行瘀，尤有清血、凉血、固血"之功。《马丹阳天星十二穴治杂病歌》载，太冲"能医惊痫风，咽喉并心胀，两足不能行，七疝偏坠肿，眼目似云朦，亦能疗腰痛，针下有神功。"合谷属阳主气，清轻升散；太冲属阴主血，重浊下行。二穴相合，一阳一阴，一气一血，一升一降，相互制约，相互为用，调和气血，调整机体，相得益彰。它们的配伍如同中医方剂一样，辅佐为用。由于合谷、太冲相配具有调整气机的功能，又是阳经、阴经代表性原穴，故根据《难经·六十六难》"五脏六腑有病，皆取其原"之说，四关穴可以治疗因五脏六腑气血失和、气机升降失常而引起的疾病。《针灸集成》云："关格针合谷、太冲。"《席弘赋》载："手连肩背痛难忍，合谷针时要太冲。"《杂病穴法歌》说："鼻塞鼻痔及鼻渊，合谷、太冲随手取……手指连肩相引痛，合谷、太冲能救苦。"这是古人运用四关穴治病的例子。临床上四关穴可单独使用或配伍其他穴位使用。单独使用可治疗高血压、癫痫、头痛、奔豚气、呃逆、月经不调、闭经、痛经、更年期综合征、梅核气、感冒、鼻炎、手背痛等病症。四关穴配百会穴或运动区可治疗脑卒中偏瘫，配翳风或牵正治面瘫，配中脘治胃脘痛，配关元治阳痿，配安眠穴治失眠，配扶突治瘿气，配三阴交治肾绞痛，配太渊治哮喘，配天枢治腹泻。四关穴如同方剂逍遥散一样可以治疗肝郁气滞为主的疾病，它的临床应用体现了中医异病同治的观点。

病案选录

◆ **病例1**

曾某某，女，32岁，工人。初诊日期：1988年3月23日。

主诉：头痛如裂25分钟。

病史摘要：患者自幼有头痛癫痫反复发作史。今天因上班迟到被组长发现，要扣她的奖金，下午2点30分与组长吵架，5分钟后突然出现头痛如裂，在地上打滚，双手抱头呻吟大哭，即由工友送来急诊。

检查：在担架上抱头痛哭；舌红，苔薄白，脉弦数。

中医诊断：头痛。

西医诊断：头痛型癫痫。

辨证：肝郁化火。

治则：疏肝清火，通络止痛。

取穴：四关穴，左内关。

治疗经过：开始给予地西泮5 mg肌注，观察15分钟无效，改用针上方穴，得气后行泻法，针刺后2分钟头痛减轻，5分钟后头痛消失而入睡。

◆ 病例2

罗某某，女，46岁，工人。初诊日期：1989年10月4日。

主诉：眩晕反复发作10年，加剧1个月。

病史摘要：患者有高血压眩晕反复10年，经常服复方降压素治疗。近1个月病情加重，伴有胸闷、心悸，时气促，每天晚上更甚，多次到家附近医院急诊，经肌注利血平及口服复方降压素加硝苯地平治疗未见好转，症状反而加重。今天因眩晕甚，不能行走，气促，心悸，咽喉有物阻塞感，由家人扶来就诊。

检查：血压165/100 mmHg，心率104次/min，呼吸38次/min，心律齐，第二心音分裂；心电图示心动过速；舌淡红，苔薄白，脉弦细数。

中医诊断：①眩晕；②心悸。

西医诊断：①高血压病；②心动过速。

辨证：肝阳上亢。

治则：平肝潜阳，宁心安神。

取穴：四关穴，左内关。

治疗经过：针刺上方穴，得气后行泻法，5分钟后气促缓解，心悸、胸闷、眩晕好转。针刺20分钟后诸症消失。复查时血压降到135/95 mmHg，心率76次/min，呼吸26次/min。当时厄瓜多尔留学生埃尔文及我国台湾学生林霭秀在场观看，他们为针刺能即时降压而感到神奇。以后守原方治疗2周后血压均正常。12月2日复查血压为128/86 mmHg。

◆ 病例3

杜某某，女，57岁，家庭主妇。初诊日期：1989年12月9日。

主诉：气从少腹上冲胸喉反复10年加剧1年。

病史摘要：患者气从少腹上冲胸喉反复发作10年，不能平卧睡觉，只能坐睡，伴有双手麻痹。近1年加剧，每天均发作，以早上8点及晚上6～8点为甚，发作时必须站立不动如僵木般，伴气促，胸部有灼热感，每天发作7～8次，每次1～2小时。经西医检查未发现异常体征，中西药治疗无效。

检查：心肺正常，精神忧郁；舌暗，苔薄白，脉弦。

中医诊断：奔豚气。

西医诊断：神经官能症。

辨证：肝胃失和，气逆上冲。

治则：疏肝和胃降逆。

取穴：四关穴，百会。

治疗经过：针刺上方，行泻法，留针20分钟。治疗2次后气向上冲减轻，夜能平卧，每天发作减为3～4次，每次持续时间约15分钟。针刺6次后发作较少，仅早、晚各1次，发作时可以平卧，仅有气顶感。共治疗18次而愈。

第 五 章
古代针灸奇法治病精要

第一节 《黄帝内经》针灸奇法治病精要

《黄帝内经》是针灸学基础和临床的理论渊源，历来尊为中医经典著作，其中部分篇章论及针灸奇法。

一、面诊与面针

《黄帝内经》指出："视其外应，以知内脏。"其《灵枢·五色》阐明了脏腑形身的病变反映于面部的特定位置，通过观察面部色泽的变化可以判断疾病何在。面针是根据《灵枢·五色》所划分的面部脏腑形身位置，在相应部位针刺治疗全身疾病的一种针灸疗法。

《灵枢·五色》指出："明堂骨高以起，平以直，五脏次于中央，六腑挟其两侧。"即是五脏依次分布于鼻的中部，六腑在鼻的两旁。《灵枢·五色》又说："庭者，首面也；阙上者，咽喉也；阙中者，肺也；下极者，心也；直下者，肝也；肝左者，胆也；下者，脾也；方上者，胃也；中央者，大肠也；挟大肠者，肾也；当肾者，脐也；面王以上者，小肠也；面王以下者，膀胱子处也；颧者，肩也；颧后者，臂也；臂下者，手也；目内眦上者，膺乳也；挟绳而上者，背也；循牙车以下者，股也；中央者，膝也；膝以下者，胫也；当胫以下者，足也；巨分者，股里也；巨屈者，膝膑也。此五脏六腑肢节之部也，各有部分。"这是五脏六腑肢节分布在面的部位，也是面针的治疗部位，见图5-1。

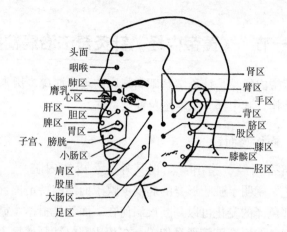

头面
咽喉
肺区
膺乳
心区
肝区
脾区
子宫、膀胱
小肠区
肩区
股里
大肠区
足区

肾区
臂区
手区
背区
脐区
股区
膝区
膝髌区
胫区
胆区
胃区

图5-1　面针穴位分布图

（一）面针穴的定位

（1）头面：在额正中部，当眉间至前发际正中线的上、中1/3交界处。

（2）咽喉：当眉心至前发际正中连线的中、下1/3交界处。

（3）肺区：当两眉内侧端连线的中点（即相当于印堂穴）。

（4）心区：在鼻梁骨最低处，正当两眼内眦连线的中点。

（5）肝区：在鼻梁骨最高点之下方，当鼻正中与两颧骨连线的交叉点。

（6）脾区：在鼻尖上方，当鼻准头上缘正中点。

（7）胆区：在鼻梁骨外缘偏下方，当肝区的两旁，目内眦直下。

（8）胃区：在鼻翼中央偏上方，当脾区的两旁，胆区直下，两线交叉处。

（9）膺乳：在目内眦稍上方，鼻梁外缘凹陷处。

（10）子宫、膀胱：相当于人中穴。

（11）股里：在口角旁0.5寸，当上、下唇吻合处。

（12）背区：在耳屏前方，当耳屏内侧与下颌关节之间。

（13）小肠区：在颧骨内侧缘，与肝区、胆区同一水平线上。

（14）大肠区：在颧骨面部，当目外眦直下方，颧骨下缘处。

（15）肩区：在颧部，当目外眦直下方，颧骨上缘处。

（16）臂区：在颧骨后上方，当肩区之后方，颧弓上缘处。

（17）手区：在颧骨后下方，当臂区之下方，颧弓下缘处。

（18）股区：当耳垂与下颌角连线的上、中1/3交界处。

（19）膝区：当耳垂与下颌角连线的中、下1/3交界处。

（20）膝髌区：当下颌角上方凹陷处。

（21）胫区：下颌角之前方，下颌骨上缘处。

（22）足区：在胫区前方，目外眦直下方，下颌骨上缘处。

（23）肾区：在颊部，当鼻翼下缘水平与太阳穴直下垂线的交叉处。

（24）脐区：当肾区下方约0.7寸处。

（二）面针穴主治病症

（1）五脏六腑穴区主治相应脏腑及相应经脉的疾病。如肺区能治疗肺系疾病和肺经病变，依此类推。

（2）肢体形身穴区主治相应部位的疾病。如股里主治股内侧痛等病变，肩区主治肩周炎等肩部疾病。

（三）面针的取穴原则

（1）脏腑辨证取穴：是以脏腑辨证为基础进行选穴。如胃脘痛证属肝气犯胃者，取肝区、胃区；腰痛证属肾虚者，取肾区。

（2）经络辨证取穴：是以经络辨证为基础进行选穴。如腰肌两侧痛属膀胱经，取膀胱区；大腿外侧前缘痛属胃经，取胃区。

（3）相应部位取穴：按病变所属部位进行选穴治疗。如肩周炎取肩区，咽痛选咽喉穴，膝关节痛取膝区。

病案选录

◆ **病例1**

雷某某，男，38岁，工人。初诊日期：1992年4月10日。

主诉：左大腿内侧灼热痛6天。

病史摘要：患者6天前突然出现左大腿内侧疼痛，局部有灼热感，日轻夜重，经服吲哚美辛药物治疗症状未见明显减轻。

检查： 左大腿内侧无明显红肿，触之有灼热感，局部有压痛；舌红，苔黄腻，脉滑数。

中医诊断： 痹证。

西医诊断： 股内侧皮神经炎。

辨证： 湿热下注。

治则： 清利湿热，通经止痛。

取穴： 左股里。

治疗经过： 针刺股里，得气后行泻法，约5分钟后大腿内侧有凉气感传导，7分钟后大腿内侧疼痛消失。留针20分钟，出针后配合左隐白穴刺络。次日复诊时已无大腿内侧疼痛，守原方治疗1次而愈。

◆ 病例2

李某某，女，48岁，工人。初诊日期：1992年6月22日。

主诉： 右臀向大腿、小腿后侧放射性疼痛10天。

病史摘要： 患者10天前淋雨后出现右臀向大腿、小腿放射性疼痛，行走尤甚，夜晚加剧，无腰痛及足麻痹，经服中药治疗无效。

检查： 右直腿抬高试验45°角阳性，"4"字试验阴性，右环跳、殷门、委中、承山等有压痛；舌淡，苔白，脉紧。

中医诊断： 痹证。

西医诊断： 右坐骨神经痛。

辨证： 寒湿阻滞。

治则： 温散寒湿，通经止痛。

取穴： 面针右膀胱区、右股区。

治疗经过： 针刺面针，得气后5分钟疼痛即刻减轻，右直腿抬高试验60°角阳性。守原方治疗8次而愈。

二、偶刺

偶刺是《黄帝内经》的一种刺法。《灵枢·官针》云："偶刺者，以手直心若背，直痛所，一刺前，一刺后，以治心痹。"

说的是在胸前和背后同时进针，一针前，一针后，针尖对应，同时出针，治心痹痛。《素问·痹证》指出："心痹者，脉不通，烦则心下鼓，暴上气而喘，嗌干善噫，厥气上则恐。"所以临床上运用偶刺法可治疗胸痹、气喘、心烦等病候并推广应用治腰痛、腹痛。在运用偶刺治病时应注意针刺深度，以免伤及内脏。

病案选录

◆ **病例1**

郭某某，男，34岁，工人。初诊日期：1992年3月30日。

主诉：胸痹、心悸半年。

病史摘要：患者因用力搬重物后出现胸痛，经外敷、内服中药治疗未见好转，心悸，精神忧郁，症状逐渐加重，痰多。

检查：胸骨无压痛，心率75次/min，律欠整，早搏；心电图示窦性心律不齐；舌暗，苔白，脉滑。

中医诊断：①胸痹；②心悸。

西医诊断：窦性心律不齐。

辨证：痰瘀内阻。

治则：化痰活血，宽胸宁心。

取穴：膻中，至阳。

治疗经过：开始取眼针上焦区、心区治疗15分钟无效，后改用上方穴偶刺，同时进针，针尖对应，约2分钟后胸痛明显减轻，留针10分钟后胸痛消失，复查心率为72次/min，心律齐。次日复诊诉经针刺后已无胸痛、心悸，守原方治疗3次而愈。

◆ **病例2**

杨某某，女，27岁，农民。初诊日期：1993年6月14日。

主诉：胸痛20天。

病史摘要：患者20天前因骑摩托车不慎撞伤胸部后出现胸翳痛，深呼吸加重，时有头痛，经活血祛瘀中药内服及外敷治疗未见好转。身体疲倦，双胁痛，胃纳差。

检查：膻中、至阳均有压痛；舌淡暗，苔薄白，脉弦；心肺无异常，X线检查示胸骨正常。

中医诊断：挫伤。

西医诊断：胸骨外伤。

辨证：气滞血瘀。

治则：行气活血，祛瘀止痛。

取穴：至阳，膻中，四关穴。

治疗经过：取至阳、膻中偶刺，得气后5分钟胸痛减轻，约15分钟后胸痛明显减轻，深呼吸无加重。出针后加针四关穴疏肝理气，胁痛消失。共治疗4次胸痛消失。

三、振埃法治喘息

振埃乃刺法名，用于因阳气逆上而引起的喘息、胸满等病症，其效验如振落尘埃故而名。《灵枢·刺节真邪》指出："振埃者，阳气大逆，上满于胸中，愤瞋肩息，大气逆上，喘喝坐伏，病恶埃烟，饲不得息，取之天容。"又说："其咳上气，穷诎胸者，取之廉泉。"《黄帝内经》所描述振埃法治疗的病症与现代过敏性哮喘相似，临床可用天容、廉泉治疗本病。

病案选录

邓某某，女，37岁，工人。初诊日期：1992年12月20日。

主诉：反复咳喘5年，加剧4小时。

病史摘要：患者从1987年开始，每天先出现咳嗽，继而气喘、喉中痰鸣，夜不能平卧。每闻烟气、煤气、香水、发胶等气味即发，出街经常戴口罩，曾因喘息休克多次住院治疗。经用地塞米松、氨茶碱、沙丁胺醇等药物治疗未能控制。4小时前因闻香水味后咳嗽，喘息，全身出汗，服用泼尼松、沙丁胺醇等药物未见缓解。

检查：面红，口唇发绀，呼吸36次/min，心率109次/min，双肺布满哮鸣音；舌红，苔黄，脉滑数。

中医诊断：哮证。

西医诊断：支气管哮喘急性发作。

辨证：痰热壅肺。

治则：化痰清热，宣肺平喘。

取穴：双天容，廉泉。

治疗经过：针刺上方穴，用泻法，5分钟喘息减轻，15分钟咳喘消失，留针20分钟，复查双肺哮鸣音消失，呼吸24次/min，心率93次/min，即时见效。

四、刺络治痹

《黄帝内经》认为，血瘀于内，则经脉流滞可发为痹证。诚如《灵枢·经脉》所言："刺诸络者，必刺其结上，甚血者虽无结，急取之，以泻其邪而出其血，留之发为痹也。"就是说，如果瘀血留于经络可发展成为痹证。许多腕关节、踝关节扭伤后，早期治疗不适当，久治不愈，可出现类似"留之发痹"的症状。《灵枢·阴阳二十五人》说："其经络之凝结，结而不通者，此于身皆为痛痹。"说明经络凝结不通，瘀血于内，出现痛痹等证。根据"宛陈则除之"原则，《黄帝内经》在治疗痹证方面，采用刺络除痹方法。《灵枢·刺痹》指出，针刺治疗痹证，必视大络有无郁结不通部，进而调之。《灵枢·寿夭刚柔》说："久痹不去身者，视其血络，尽出其血。"这是刺络祛瘀治疗久痹瘀滞于经络的例证。另外，《灵枢·五邪》指出："邪在肾，则病骨痛阴痹，视有血者，尽取之。"刺络泻血也治疗阴痹。临床上刺络法广泛应用于肩痹、肘痹、膝关节肿痛、坐骨神经痛、颈椎病等属痹痛之病症。

❖❖❖ 病案选录 ❖❖❖

张某某，男，54岁，香港人。初诊日期：1991年6月23日。

主诉：左膝关节疼痛2年，加剧10天。

病史摘要：患者左膝疼痛2年，上下楼梯明显，逢阴雨天加重，经服消炎止痛药物治疗症状减轻。但近10天又加剧，关节肿痛，行走困难。

检查：左膝肿胀，局部无灼热，膝阳关、犊鼻、阴谷等压痛明显，左膝屈伸障碍，委中血络郁血；舌暗，苔白，脉弦；X线检查示左膝关节增生。

中医诊断：痹证。

西医诊断：左膝增生性关节炎。

辨证：瘀血阻遏。

治则：活血祛瘀，消肿止痛。

取穴：左委中。

治疗经过：取委中刺络，出血约4 mL，膝关节肿痛即时减轻。治疗3次肿痛减轻一半，膝关节活动如常，共治疗18次而愈。

五、《黄帝内经》其他奇方妙用

（1）足太阳膀胱经主筋所生病，所以《灵枢·热病》指出："风痉身反折，先取足太阳及腘中血络出血。"即是用委中刺络治痉风。

（2）《素问·刺疟》说："诸疟而脉不见，刺十指间出血，血去必已。"即用八邪刺络治疟疾。

（3）《灵枢·热病》指出："气满胸中，喘息，取足太阴大趾之端，寒则留之，热则疾之。"运用隐白可治疗哮喘。

（4）《灵枢·口问》用补申脉治疗下肢痿弱无力发冷，心中闷乱不适的下部正气虚衰证。用补手太阴肺经，泻足少阴肾经来治疗呃逆。

（5）《素问·骨空论》用环跳来治疗膝痛。

第二节　《难经》针灸奇法治病精要

《难经》是一部以阐明《黄帝内经》的要旨为主，用问答的体裁编辑而成的古医学专著，共有八十一难。它继承了汉代以前的医学成就，并对汉代以后的中医发展有一定的贡献。其中在针灸奇法治病方面主要表现为以下几方面。

一、补母泻子法

《难经·十四难》根据《灵枢·本输》及五行相生相克规律，以五输穴配属五行。阴经为井木、荥火、输土、经金、合水；阳经为井金、荥水、输木、经火、合土（十二经五输穴配属五行，详见表5-1）。按照五行相生规律，经脉有子经、母经，每条经脉各有一个母穴和一个子穴，所以《难经·六十九难》提出："虚者补其母，实者泻其子。"而补母泻子取穴法有两种含义。

表5-1　十二经五输穴配属五行表

经脉 穴名 经名	阴经					经脉 穴名 经名	阳经				
	井 （木）	荥 （火）	输 （土）	经 （金）	合 （水）		井 （金）	荥 （水）	输 （木）	经 （火）	合 （土）
肺 （金）	少商	鱼际	太渊	经渠	尺泽	大肠 （金）	商阳	二间	三间	阳溪	曲池
脾 （土）	隐白	大都	太白	商丘	阴 陵泉	胃 （土）	厉兑	内庭	陷谷	解溪	足 三里
心 （火）	少冲	少府	神门	灵道	少海	小肠 （火）	少泽	前谷	后溪	阳谷	小海
肾 （水）	涌泉	然谷	太溪	复溜	阴谷	膀胱 （水）	至阴	通谷	束骨	昆仑	委中
心包 （相火）	中冲	劳宫	大陵	间使	曲泽	三焦 （相火）	关冲	液门	中渚	支沟	天井
肝 （木）	大敦	行间	太冲	中封	曲泉	胆 （木）	足 窍阴	侠溪	足 临泣	阳辅	阳 陵泉

（1）本经五输穴补母泻子法：凡本经病按"虚则补其母，实则泻其子"原则，取本经的子穴或母穴来治疗者，称为本经五输穴补母泻子法。如脾经实证，取本经子穴泻之，即取商丘穴（属金），因土生金；若脾经虚证，取本经母穴大都（属火）补之，因火能生土。

（2）他经五输穴补母泻子法：凡本经病取母经母穴或子经

子穴来治疗者称为他经五输穴补母泻子法。如肺经实证选子经的肾经、子穴阴谷（属水）来治疗；肺经虚证选母经的脾经、母穴太白（属土）来治疗。

五输穴补母泻子法的临床应用见表5-2。

表5-2　五输穴补母泻子法应用表

脏腑	原穴	本经补母泻子法		他经补母泻子法	
	不实不虚	实证	虚证	实证	虚证
肺	太渊	尺泽	太渊	阴谷	太白
大肠	合谷	二间	曲池	通谷	足三里
脾	太白	商丘	大都	经渠	少府、劳宫
胃	冲阳	厉兑	解溪	商阳	阳谷、支沟
心	神门	神门	少冲	太白	大敦（曲泉代）
小肠	腕骨	小海	后溪	足三里	足临泣
肾	太溪	涌泉（然谷代）	复溜	大敦（行间代）	经渠
膀胱	京骨	束骨	至阴	足临泣	商阳
心包	大陵	大陵	中冲（曲泽代）	太白	大敦（曲泉代）
三焦	阳池	天井	中渚	足三里	足临泣
肝	太冲	行间	曲泉	少府、劳宫	阴谷
胆	丘墟	阳辅	侠溪	阳谷、支沟	通谷

※ 病案选录 ※

梁某某，女，25岁，学生。初诊日期：1991年4月1日。

主诉：胃脘疼痛反复发作5年，加剧4小时。

病史摘要：患者有慢性胃炎史5年，每于饱食后即出现胃脘痛，时反酸，经服中药及珍子王胃片治疗症状已缓解半年，但今天午饭后出现胃脘疼痛难忍，恶心，伴有口干欲饮，经服胃乃安后症状反而加重。

114

检查：局部拒按尤以中脘明显，无反跳痛；舌红，苔黄，脉弦略数。

中医诊断：胃脘痛。

西医诊断：慢性胃炎急性发作。

辨证：胃热型。

治则：清胃止痛。

取穴：双厉兑。

治疗经过：按胃土实泻本经子穴（属金），即厉兑穴。针刺后5分钟胃脘痛即刻消失，无恶心，留针20分钟后出针。第2天无复发。

二、泻南补北法

《难经·七十五难》根据五行生克关系，指出："东方实，西方虐，泻南方，补北方。"即是肝实肺虚之证，"木实侮金"的反克表现，用泻心火、补肾水的方法来治疗。泻南（心）补北（水）就是益水制火的一种治法。心火为肝木之子，泻火能抑木，可夺肝（母）之实，又能减轻其克肺金之力。肾水为肺金之子，补肾水可以制心火，使火不能刑金，又能济金以资肺（母）之虚，使金实得以制木。本法是补母泻子法的补充。临床上可用泻心经少府（火经火穴）和补肾经阴谷穴（水经水穴）来治疗木火刑金引起的干咳、胸胁疼痛、心烦、口苦、目赤，甚则咯血等病症。其他诸脏病症治疗，可以触类旁通（参见表5-3）。

表5-3　五脏泻南补北法表

病症	治则	取穴
肝木实、肺金虚	补肾水、泻心火	补阴谷、泻少府
心火实、肾水虚	补肝木、泻脾土	补大敦、泻太白
脾土实、肝木虚	补心火、泻肺金	补少府、泻经渠
肺金实、心火虚	补脾土、泻肾水	补太白、泻阴谷
肾水实、脾土虚	补肺金、泻肝木	补经渠、泻大敦

第三节 《千金方》针灸奇法治病精要

唐代著名医学家孙思邈不但在临床各科有巨大成就，而且对针灸医学发展亦起了重要作用。《千金方》所论述的"热证可灸"等就是针灸奇法治病术的典范。

一、热证可灸论

一般认为热证不可灸，但孙氏遵从《灵枢·背输》所提出的"灸有补泻"观点，临证上虚寒证用艾灸治疗，热证亦用灸，开创了"热证可灸"的先河。《千金方·卷二十三》说："肠痈灸肘头锐骨各百壮，则下脓血即差。"该书卷十四提出："小肠热满，灸阴都随年壮。"卷二十一载："消渴不可忍者，灸小肠俞百壮。"卷十九又说："腰背不便，虚热内塞，灸第二十一椎旁开一寸半随年壮。"这些均反映了孙氏不管实热或虚热均用灸治。

二、奇方妙用

（1）妇产科病症：难产针两肩井入一寸深之，须臾即分娩。女人胞漏下血不可禁止，灸关元两旁相去三寸。女人漏下赤白，灸营池四穴三十壮，穴在内踝前后两边池中脉上，各阴阳是。产后汗不止，针太冲急补之。

（2）五官科病症：目痛不明龈交主之；凡齿疼痛灸外踝上高骨前交脉三壮；鼻衄不止灸涌泉百壮。

（3）儿科病症：小儿重舌灸足外踝上三壮；小儿尿血灸第七椎两旁各五分，随年壮；遗尿灸大敦三壮，亦治血尿。

（4）呼吸系统病症：短气不得语，灸天井百壮；上气咳逆短气，风劳百病，灸肩井二百壮。

（5）泌尿系统病症：男子阴中疼痛溺血、精出，灸列缺五十壮；小便失禁灸大敦七壮，又灸行间七壮。

第四节 《针灸资生经》针灸奇法治病精要

宋代王执中《针灸资生经》是王氏对宋以前针灸学的全面总结，是一本内容充实的针灸著作，其中不乏针灸奇法治病术。

一、火针劫喘

王氏治疗其弟登山为雨所搏。一夕，气闷几不救，刺百会不效，后按其肺俞，云：痛如锥刺。用火针微刺之，即愈。

二、喘证从十四经论治

王氏在《针灸资生经》里不但使用肺经、脾经、胃经和肾经穴位治疗喘证，而且也用其他经穴治疗喘证。如用大肠经商阳治喘咳支肿，膀胱经昆仑主喘暴满，肝经期门治大喘不得卧，胆经浮白治疗不得喘息，足临泣治喘，心包经曲泽治出血咳喘，大陵主喘，任脉廉泉治喘息，小肠经天容治气逆喘鸣。这些体现了王氏对喘证从十四经论治的学术观点。

三、绝骨奇用

《难经·四十五难》指出"髓会绝骨"。凡骨髓之病变可用本穴治之，然王氏《针灸资生经·咳逆上气》提出："逆气，虚劳，寒损，忧郁，筋骨挛，痛心中，咳逆，泄注，腹满，喉痹，颈项强，肠痔逆气，痔血，阴急，鼻衄，骨痛，大小便涩，鼻中干，烦满，狂走易气，凡二十二病皆灸绝骨五十壮。"另外，王氏在《针灸资生经·鼻干》中还载有灸绝骨治愈其母久病鼻干的验案（注：绝骨乃悬钟之别名）。

四、牙痛奇治

牙为骨之标，上下牙分属足阳明、手阳明，临床治疗牙痛多从胃经、大肠经及肾经论治，但王氏却用三焦经、胆经、督脉等论治牙痛。

（1）从三焦经论治：如翳风治牙车痛，四渎主下牙齿痛，外关治牙痛。

（2）从胆经论治：如浮白主牙齿痛不能言，正营治牙齿痛、唇吻急强、齿龋痛，上关疗风牙疼牙车不开。

（3）从督脉论治：如兑端治齿龈痛。

（4）从小肠经论治：如小海治寒热齿龈痛。

（5）从膀胱经论治：如厥阴俞疗牙痛。

（6）从奇穴论治：如风齿疼痛灸外踝上高骨，牙疼灸手外踝。

五、其他奇方妙用

《针灸资生经》载有许多奇方。如大敦主小便难而痛，承浆主小便赤黄或时不禁，少府、足三里主小便不利而癃，列缺主小便热痛，神门主遗尿，遗溺负阴陵泉。这些是治疗小便失常的奇方。其他如至阳治鼻塞，风府治咽喉痛，胆俞治咽痛食不下，行间治咽干烦渴、申脉主衄不止、淋涩，涌泉主衄不止，郄门主衄，百会治耳鸣耳聋，膈俞主皮肉骨痛，太白治骨痛，上关主引骨痛，背俞灸巨阙，鱼际治痹走胸背痛，昆仑主不得大便，太冲治足寒大便难，等等，均属奇方妙用。

第五节　《针方六集》针灸奇法治病精要

明代针灸学家吴昆的《针方六集》总结了明代以前的针灸精华，并融合了吴氏的临床经验。其针灸奇法主要有以下几种。

一、头面穴平喘

足太阳经通天主喘息。足少阳经承灵主喘息不利。督脉神庭主喘，水沟主喘鸣。大肠经迎香主喘息不利。手少阳三焦经颅息主喘息。

二、其他奇方妙用

（1）五官科病症：列缺主牙痛；天冲主龈肿；正营主牙疼、龋齿；水分主鼻出血；阴交主鼻出血；少泽主鼻衄不止，左出灸右，右出灸左；瞳子髎主喉痹；滑肉门主重舌、吐舌、舌强。

（2）运动系统病症：承浆主项强、半身不遂；水分主腰脊急强；行间主腰痛不可俯仰；足临泣主周痹；居髎主手臂不得举至肩。

（3）其他病症：日月主四肢不收；列缺主阴茎痛；屋翳主皮痛不可近衣；巨骨主胸中有瘀血；阴陵泉主喘逆。

第六节　针灸歌赋奇方妙用

针灸歌赋是历代针灸医家在临床实践中所积累的经验方，以歌赋形式传给后人，其中载有许多针灸奇方。

1.　呼吸系统病症

《马丹阳天星十二穴治杂病歌》：昆仑主暴喘满冲心。

《灵光赋》：住喘却痛昆仑愈。

《经穴性赋》：足临泣疏肝降逆以定喘。

2.　痛证

《肘后歌》：头面之疾针至阴，腿脚有疾风府寻。鹤膝肿劳难移步，尺泽能舒筋骨疼。更有一穴曲池妙，根寻源流可调停；其患若要便安愈，加以风府可用针。

《席弘赋》：气滞腰疼不能立，横骨、大都宜救急。

《胜玉歌》：髀疼要针肩井穴。

3.　皮肤病症

《百证赋》：至阴、屋翳，疗痒疾之疼多。

《玉龙歌》：如今瘾疹疾多般，好手医人治亦难，天井二穴多着艾，纵生瘰疬灸皆安。

4. 外科病症

《百证赋》：肩井乳痈而极效，商丘痔瘤而最良。

《玉龙赋》：妇人乳肿，少泽与太阳之可推。

5. 消化系统病症

《灵光赋》：百会、鸠尾治痢疾。

《八脉交会八穴歌》：呕泻胃翻便紧，照海有功必定。

《玉龙赋》：中魁理翻胃而即愈。

6. 代谢系统病症

《十四经要穴主治歌》：阳池主治消渴病。

《八脉交会八穴歌》：盗汗后溪先砭。

7. 五官科病症

《十四经要穴主治歌》：临泣主治鼻不通。太渊主刺牙齿痛。鱼际主灸牙齿痛。少泽主治衄不止。金针申脉起沉疴，上牙痛兮下足肿。

《玉龙歌》：心火炎上两眼红，迎香穴内刺为通，若将毒血搐出后，目内清凉始见功。

8. 妇科病症

《经穴性赋》：调经行瘀曲池针。

《八脉交会八穴歌》：产难昏迷积块，照海有功必定。

9. 其他病症

《经穴性赋》：阴虚发热命门灸，通阳退热牙出血；后溪大杼清表热，外感身热外关息。

《百证赋》：胸膈停留瘀血，肾俞、巨髎宜征。

《席弘赋》：气朝两乳求太渊，未应之时泻列缺。

《通玄指要赋》：胸结身黄，取涌泉而即可。四肢之懈惰，凭照海以消除。

《玉龙赋》：至阳却疸，善治神疲。照海、支沟，通大便之秘。

《拦江赋》：申脉能除寒与热。

第七节 其他古代文献针灸奇法选录

（1）《肘后方》：卒心痛灸十宜三壮。卒中风，闷乱欲死，取两足大指下横纹中处灸随年壮。中风不能行，内筋急，取内踝处灸二十壮；外筋急，取外踝处灸二十壮。口㖞僻，取中魁灸一壮，㖞右灸左。

（2）《小品方》：咳嗽，灸肩井穴百壮。遗尿，灸阳陵、阴陵随年壮。

（3）《铜人针灸经》：衄血不止，取隐白。消渴，取水沟。骨痛，取窍阴。

（4）《备急灸法》：鼻衄，灸大骨空三壮，左衄灸右，右衄灸左。风牙疼，灸足外踝尖。急喉痹，灸少泽三壮。

（5）《儒门事亲》：治疟，发作时刺十指出血。治湿癣，当痒时刺百会针出血。

（6）《盘石金直刺秘传》：风湿瘾疹，曲池、绝骨均针灸，委中出血。五种腰痛取尺泽。

（7）《世医得效方》：横生逆产灸至阴。

（8）《奇效良方》：耳尖治眼生翳膜，灸七壮。肘尖治瘰病，灸七壮。

（9）《针灸大成》：太渊主目生白翳。足无膏泽取上廉。灸哮，取天突、尾骨骨尖。大小便不禁，灸阳陵泉、阴陵泉。凡觉手足麻痹或疼痛良久，此风邪入腑之候，宜灸此十三穴（百会、耳前发际、肩髃、曲池、风市、足三里、绝骨），痛在左灸右，在右灸左，候风气轻减为度。头项强急，取承浆。

（10）《类经图翼》：命门灸寒热多效。早食午吐，午食晚吐，灸后溪九壮立愈。齿痛不能食饮，取鱼际，左患灸左，右患灸右，男三女四。胎衣不下，灸乳根即下。

（11）《循经考穴编》：挫闪腰疼，取三阳络弹针出血。

（12）《采艾编翼》：太渊治目。天枢主一切重感。

（13）《灸法秘传》：女子阴虚，灸足三里。气促咳逆，易于动怒，灸肝俞。汗症，灸尺泽，如不效，再灸膈俞。小便频数，灸大敦。腰痛，偶然跌扑闪挫，灸气海；负重损伤不能转侧，灸环跳；连腹而痛者，灸命门。

（14）《神灸经纶》：咯血灸风门。肩井治冷风哮。小儿盐哮，法于男左女右手小指尖上，用小艾炷灸七壮，无不除根，未除再灸。浑身瘙痒麻痛，灸风市、悬钟。尿血精出，取列缺。遗尿偏坠，灸少府。

（15）《针灸摘要集》：治腰脊内引痛不得屈伸近上痛者，刺手阳明合谷二穴。

第 六 章
当代针灸奇法

第一节　百会治病奇法

百会是督脉经穴，为诸阳之会，具有升阳益气固托、平肝息风、豁痰降浊的作用。

一、百会压灸治眩晕

百会压灸乃作者恩师针灸名家司徒铃教授所传。

（1）操作方法：患者正坐，医者将百会穴头发向两侧分开，局部涂上万花油，置艾炷（约麦粒大）于穴位上并点燃，待局部有灼热感时，医生用右手拇指将艾火压灭并停留片刻，使热力向内传。每次压灸3～5壮，每3～5天治疗1次，每次治疗完后注意保护灸疮。

（2）功效：压灸百会具有豁痰降浊作用。

（3）适应证：本法适用于痰浊中阻引起的眩晕，包括颈椎病、低血压、梅尼埃病、脑动脉硬化、放疗后、外伤、经期等引起的眩晕。

（4）百会压灸治疗46例眩晕的疗效观察：46例患者，男性18例，女性28例；年龄最大70岁，最小18岁；病程最长2年，最短2天。所有病例均以眩晕为主症，按中医辨证属于痰浊中阻型，并排除颅内占位性疾病、感染性疾病者。病例收集从1989年至1993年。

疗效评价标准为：①痊愈——治疗6次症状全部消失，恢复正常工作、生活达半年以上者；②显效——治疗6次症状明显好转，但工作劳累即发者；③好转——治疗6次症状减轻，但影响日常工作、生活者；④无效——治疗6次症状无好转或加重者。治疗效果见表6-1。

表6-1 百会压灸治疗眩晕效果

病名	例数	痊愈	显效	好转	无效
颈椎病性眩晕	18	3	6	6	3
低血压	4	1	1	1	1
梅尼埃病	5	1	1	2	1
脑动脉硬化	4	—	1	2	1
经期眩晕	3	1	1	1	—
神经衰弱	2	1	1	—	—
鼻咽癌放疗后	2	1	1	—	—
外伤性颈性眩晕	1	1	—	—	—
脑震荡后遗症	2	—	2	—	—
不明原因	5	2	1	1	1
总计	46	11	14	14	7

病 案 选 录

◆ **病例1**

叶某某，女，47岁，干部。初诊日期：1992年9月24日。

主诉：眩晕伴颈项疼痛2月余。

病史摘要：患者于7月初开始无明显诱因出现眩晕，伴颈项痛，转侧加剧，以早上为甚，双手麻痹，胸翳，恶心，经多种方法治疗未见好转。

检查：颈3～颈7两旁均有压痛；血压正常；舌淡暗，苔白润，脉滑；X线检查示颈椎骨质增生。

中医诊断：①眩晕；②痹证。

西医诊断：混合型颈椎病。

辨证：痰浊中阻。

治则：化痰降浊，通络止痛。

取穴：双风池，双丰隆，双新设，百会。

治疗经过：开始针刺风池、丰隆、新设，行泻法，治疗3次颈项痛基本消失，但眩晕未减。9月28日改用压灸百会治疗，每次5壮，隔3天治疗1次，共3次，眩晕消失。随访半年未复发。

◆ 病例2

黄某某，女，65岁，退休工人。初诊日期：1992年12月12日。

主诉：眩晕6天。

病史摘要：患者因鼻咽癌经放疗好转后时有耳鸣，6天前突然眩晕，天旋地转，恶心，痰多，经某医院静脉注射维生素B_6、三磷酸腺苷（ATP）、辅酶A及口服半夏白术天麻散等药物治疗无效。

检查：血压127/78 mmHg，血常规正常；舌淡，苔白，脉滑。

中医诊断：眩晕。

西医诊断：周围性眩晕。

辨证：痰浊中阻。

治则：豁痰降浊。

取穴：百会。

治疗经过：当天压灸百会5壮后，眩晕即刻减轻。12月14日复诊时，眩晕明显好转，耳鸣、恶心消失，守原方治疗2次诸症消失，随访半年未复发。

◆ 病例3

黄某某，男，38岁，干部。初诊日期：1991年6月23日。

主诉：眩晕2个月。

病史摘要：患者于2个月前出现眩晕，无天旋地转及恶心，经脑血流图、脑电图、心电图、颈椎X线检查等未见明显异常，服用中、西药治疗未见好转。眩晕以夜晚为甚，身倦。

检查：颈项无压痛，心、肺、血压检查均正常；舌淡红，苔薄白，脉滑。

中医诊断：眩晕。

西医诊断：不明原因眩晕。

辨证：痰浊中阻。

治则：化痰降浊。

取穴：百会。

治疗经过：取百会压灸1次眩晕减轻，隔2天治疗1次，每次5壮，共治疗5次症状消失。

二、百会妙用

临床上运用三棱针点刺百会出血治疗高血压或脑动脉硬化引起的巅顶头痛，哮喘发作，不明原因引起的足心痛及尾椎刺痛等，均有良好疗效。

第二节　神阙在针灸临床上的应用

神阙系任脉之要穴，其密切地沟通了手足三阴三阳经、奇经八脉，把全身经络联系在一起，成为全身经络之枢纽。脐为经气之汇，交通脏腑，四肢百骸，五官九窍，皮肉筋膜，经络气血流注离不开它的枢纽作用。清代名医吴师机在《理瀹骈文》中指出："中焦之病，以药切粗末炒香，布包缚脐上，为第一捷法……治（脐）中而上下相应。"经统计，吴师机运用脐疗治疗的疾病达84种。

一、神阙与经脉的关系

《灵枢·经脉》指出：胃足阳明之脉，其直者下挟脐；足少阴挟脐旁。

《素问·骨空论》指出：督脉，其少腹直上者，贯脐中央，上贯心。

《灵枢·经筋》指出：足太阴之筋，上腹结于脐；手少阴之筋，循膂下系于脐。

《灵枢·五音五味》指出：任脉循腹上行，行经脐部。

从以上可知，脐与经脉联系密切，针灸脐部或其周围可治疗全身疾病。

二、神阙治病奇法

（1）神阙拔火罐可治疗荨麻疹、过敏性鼻炎。

（2）艾灸神阙可治疗脑卒中偏瘫、癫痫、哮喘、慢性支气管炎、面部黄褐斑、乳腺增生、小便不通、痛经、闭经、复发性口腔炎、冠心病、面肌痉挛、内眦痒等症。

（3）神阙隔盐灸治疗急性腰扭伤。

三、脐针疗法

（一）概述

脐针疗法是在脐周边缘外针刺、用以治疗全身疾病的一种针灸疗法，它是在脐疗的基础上，按照脐部八卦划分发展而成的一种新的针灸疗法。

（二）脐针的穴区分布

脐针的穴区在脐部边缘外1 cm处，肾区、膀胱区、小肠区、心区、心包区、三焦区、脾区、胃区各占22.5°，肝区、胆区、肺区、大肠区各占45°。其分布如图6-1。

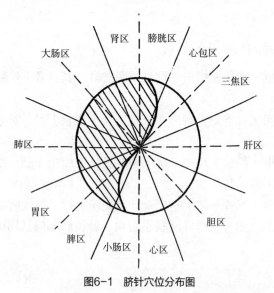

图6-1　脐针穴位分布图

（三）脐针的穴区主治

各代表穴区既可以治疗与本脏腑相关的疾病，又可以治疗与经络相关的疾病。

（1）肾区：主治腰痛、阳痿、不育、遗尿、遗精、早泄、二便失禁等病症。

（2）膀胱区：主治淋证、癃闭、腰骶痛、坐骨神经痛等病症。

（3）心包区：主治心悸、心痛、癫证、失眠等病症。

（4）三焦区：主治耳聋、偏头痛、水肿等病症。

（5）肝区：主治高血压、眩晕、颤证、疝气、中风、胁痛、月经不调、痛经、目疾等病症。

（6）胆区：主治坐骨神经痛、黄疸、胁痛、偏头痛等病症。

（7）心区：主治心悸、心痛、失眠、健忘、失语等病症。

（8）小肠区：主治颈项痛、肩胛痛、小腹胀等病症。

（9）脾区：主治腹痛、腹泻、身重、乏力、痰多、月经过多、湿疹等病症。

（10）胃区：主治胃脘痛、呕吐、呃逆、口疮、面瘫、乳腺增生、牙痛、狂证等病症。

（11）肺区：主治咳嗽、哮喘、鼻炎、皮肤病等病症。

（12）大肠区：主治便秘、肩周炎、面瘫等病症。

（四）脐针适应证

（1）适用于各种疼痛性疾病，如腰痛、坐骨神经痛、肩痛、胃脘痛、肾绞痛、痛经等。

（2）适用于脑卒中偏瘫、哮喘、高血压、面瘫等病症。

（3）适用于月经不调、泄泻、呕吐、荨麻疹、湿疹等病症。

（五）脐针的操作方法及注意事项

（1）操作方法：患者平卧，常规消毒后，医者将左手食指、中指分别置于穴区两旁并向外撑开使皮肤绷紧，右手持1寸30～32号不锈钢针刺入，深度0.3～0.5寸，并以得气为度。根据疾病虚实行补泻手法，留针15～30分钟。

（2）注意事项：因脐部表皮角质层薄，加上脐周皮下脂肪少，脐下深部小肠、腹膜布有丰富静脉网，所以不可深刺。脐部皮肤有溃烂、损伤、炎症者，以及孕妇禁用脐针。

病案选录

◆ 病例1

高某，女，68岁，退休工人。初诊日期：1990年2月12日。

主诉： 左肩及腰骶疼痛35天。

病史摘要： 患者出现左肩及腰骶痛35天，活动受限，伴有心悸、眩晕，经针灸、中药治疗无明显好转。有冠心病、脑动脉硬化史。

检查： 左肩髃、肾俞、次髎均有压痛，左肩外展上举仅在肩水平上15°角，拾物试验阳性，心率84次/min，心律齐，血压135/90 mmHg；舌暗，苔薄白，脉弦，X线检查示腰2～腰4骨质增生。

中医诊断： ①肩痹；②腰痛；③心悸；④眩晕。

西医诊断： ①肩周炎；②腰椎增生性脊柱炎；③冠心病；④脑动脉硬化。

辨证： 气滞血瘀。

治则： 行气活血，通络止痛。

取穴： 脐针大肠区，肾区，心区，胃区。

治疗经过： 按上方次序针刺，得气后约12分钟腰痛消失，左肩痛减轻，留针20分钟。次日复诊时无腰痛及心悸、眩晕，左肩外展上举在肩水平线上60°角阳性。守原方治疗3次后诸症消失。

◆ 病例2

梁某某，女，44岁，干部。初诊日期：1990年2月3日。

主诉： 腹泻、眩晕反复发作5年，加剧6天。

病史摘要： 患者腹泻、眩晕反复发作5年，发作不定时，每于吃寒冷食物即发，经直肠镜、血常规检查诊为"慢性结肠炎、慢性贫血"，服用八珍汤、归脾丸治疗未能控制病情，近周吃生菜后出现腹泻，每日3～5次，眩晕伴手足麻痹。

检查：血压、心率正常，血红蛋白90 g/L；舌淡胖，苔白润，脉沉细。

中医诊断：①泄泻；②眩晕。

西医诊断：①慢性结肠炎；②慢性贫血。

辨证：脾肾两虚。

治则：温补脾肾。

取穴：脐针肾区，脾区，胃区。

治疗经过：针刺5次后症状消失，后配以理中丸治疗半年而愈。

第三节　唇针治病奇法

唇针疗法是在口唇周边针刺治疗全身疾病的一种新的针灸疗法。

一、唇与脏腑经脉的关系

口唇与脏腑经脉联系密切，正如《素问·六节脏象论》所言："脾、胃、大肠、小肠、三焦、膀胱者，仓廪之本，荣之居也，名曰器，其华在唇四白。"这是因为脾受水谷为转输之官，肠骨受传水谷。三焦决渎水道，膀胱为水精之腑，故皆为仓廪之本。脾藏荣，故为荣之居。脾具升降出入之气，故名曰器，所以脾等脏腑均华在唇四白。《灵枢·五阅五使》指出："口唇者，脾之官也。"说明口唇与脾脏关系最密切。《奇效良方》云："夫口者，足太阴之经，脾之所主，五味之所入也。五味入口，藏于胃脾，为运化津液，以养五气。五气者，脏腑之气也。五脏之气偏胜，由是诸疾生焉。"《指迷论》称："肺脾病久则虚唇白。脾者肺之母，母子皆虚不能相营，故曰怯。肺主唇，唇白而光泽者吉，白如枯骨者死。"

《灵枢经》载："足阳明胃经，环唇；足厥阴肝经，环唇内；手阳明大肠经，挟口；足阳明之筋，上挟口；足阳明经别，出于口；任脉、冲脉，络唇口。"《证治准绳》指出："唇属足太阴脾经，又属足阳明胃经，又属手少阴心经，又属手太阴肺经。挟口统属冲任，上唇挟口属手阳明大肠经，下唇挟口属足阳明胃经。"

从以上可知，口唇通过经脉与脏腑沟通，针刺唇周穴区可以调治脏腑经脉失调。

二、唇针的穴区分布及主治

唇针穴区分布在口红唇外周边，即口红唇与面皮相接处，如图6-2。各脏腑穴区各占22.5°，上、中、下三焦区各占45°。

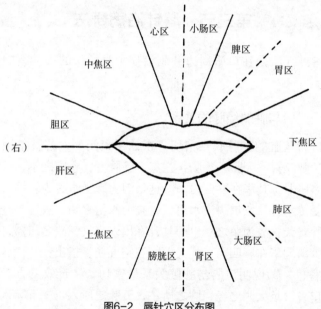

心区　小肠区
脾区
胃区
中焦区
胆区
（右）　　下焦区
肝区
肺区
上焦区
大肠区
膀胱区　肾区

图6-2　唇针穴区分布图

唇针穴区的主治作用：①唇针各脏腑穴区主治相应脏腑与相应经脉的病症；②上焦区主治膈肌水平以上的病症；③中焦区主治膈肌水平以下、脐水平以上的病症；④下焦区主治脐水平以下的病症。

三、唇针刺法

（1）唇针操作方法：患者选坐位或卧位，定好穴区，采用32号0.5寸不锈钢针直刺或斜刺，进针0.1～0.2寸，留针15分钟。

（2）注意事项：①唇针较痛，使用前应与患者讲清，并应采用快速进针以减轻痛苦；②肢体活动障碍者嘱患者活动其患肢以加强疗效；③唇针亦会出现晕针，应注意预防和处理。

第 七 章

针灸奇法的临床应用

第一节 哮病

一、诊断依据

（1）发作时喉中痰鸣有声，呼吸急促，甚则张口抬肩，不能平卧，口唇、指甲发绀。

（2）呈反复发作性，常因气候突变、饮食不当、情志失调、劳累等因素诱发。发作前多有鼻痒、喷嚏、胸闷等先兆。

（3）有过敏史或家族史。

（4）发作时两肺可闻及哮鸣音，合并感染时伴有湿性啰音。

（5）实验室检查血嗜酸性粒细胞可增高，痰涂片可见嗜酸性细胞。

（6）胸部X线检查一般无特殊改变，久病可见肺气肿征象。

二、辨证

（一）发作期

（1）冷哮证：喉中哮鸣有声，胸膈满闷，咳痰稀白，面色晦滞，或伴有风寒表证，舌苔白滑，脉浮紧。

（2）热哮证：喉中哮鸣如吼，气粗息涌，胸膈烦闷，呛咳阵作，痰黄黏稠，面赤口渴，或伴风热表证，舌红，苔黄腻，脉滑数。

（3）虚哮证：反复发作，甚者持续哮喘，咯痰无力，声低气短，动则尤甚，口唇、指甲发绀，舌质隐紫，脉虚无力。

（4）肝气犯肺证：哮喘气粗，咳嗽，性情急躁，头痛，面红目赤或胸胁痛闷，舌红，苔薄白，脉弦。

（5）少阳郁热证：哮喘，喉中痰鸣，口苦，咽干，目眩，胸胁满闷，咳呕胆汁，舌红，苔黄，脉弦滑。

（二）缓解期

（1）肺虚证：平素易感冒，每于天气转变而诱发，发作前喷嚏频作，鼻塞流清涕，舌淡，苔白，脉弱。

（2）脾虚证：平素痰多，倦怠无力，食少便溏，每因饮食失当而诱发，舌胖，苔白腻，脉滑。

（3）肾虚证：平素气息短促，动则为甚，腰酸腿软，脑转耳鸣，不耐劳累，舌淡，苔薄，脉沉。

（4）胃虚证：气喘反复发作，时呕吐，食后脘胀不适，饮食少思，肢倦，舌淡，苔白，脉弱。

（5）痰瘀阻肺证：病久痰多，胸闷，口唇暗紫，时胸痛，舌暗，苔白腻，脉弦滑。

三、治疗

● **眼针平喘效方**

【组成】眼针双上焦区，双肺区。

【主治】支气管哮喘发作呼吸急促、肺部有哮鸣音者。

【用法】毫针针刺，留针15～30分钟。

● **调气降逆方**

【组成】四关穴。

【主治】哮喘发作伴胸闷、口苦者。

【用法】毫针针刺，行泻法，留针15～30分钟。

● **头针祛喘方**

【组成】头针双胸腔区。

【主治】哮喘发作，亦用于哮喘缓解期。

【用法】毫针横刺，行捻转泻法，留针30分钟。效果不佳者，留针24小时。

● **平喘降逆方**

【组成】双听会。

【主治】哮喘发作期。

【用法】毫针针刺，用泻法，留针15～30分钟。

● **手针止喘方**

【组成】手针双咳喘点，肺穴。

【主治】急、慢性哮喘。

【用法】毫针针刺，行泻法，留针15～20分钟，每日1次。

● **和解少阳方**

【组成】双阳陵泉。

【主治】少阳郁热证急性哮喘。

【用法】毫针针刺，行泻法，留针20分钟。

● **腹五针**

【组成】上脘，中脘，下脘，双梁门。

【主治】哮喘反复发作、脾虚痰多而白者。

【用法】直接灸，每穴5～7壮，每日1次。

● **喘五针**

【组成】大椎，天突，双肺俞，鸠尾。

【主治】哮喘反复发作伴有过敏性鼻炎或荨麻疹者。

【用法】挑治法，每周1～2次。

● **素髎平喘方**

【组成】素髎。

【主治】哮喘发作或轻、中度呼吸衰竭。

【用法】毫针针刺，行捻转泻法，留针30～60分钟。

● **四缝止喘方**

【组成】四缝穴。

【主治】小儿急、慢性哮喘。

【用法】挑治法，每周1次，每次挑1只手，左右交替使用。

● **腕踝即效方**

【组成】腕针双上1、双上2。

【主治】哮喘发作。

【用法】毫针横刺，留针30～40分钟。

● **火针散寒方**

【组成】大椎，双肺俞，双定喘。

【主治】寒哮。

【用法】火针点刺。

● **鼻针平喘方**

【组成】鼻针肺、胃。

【主治】哮喘发作伴恶心、腹胀者。

【用法】毫针针刺,行泻法,留针15~60分钟。

● **脐针纳气方**

【组成】脐针肺、肾。

【主治】肾虚证哮喘。

【用法】毫针针刺,行补法,留针30分钟。亦可用麦粒灸,每穴区5~7壮,每日1次。

● **灵龟八法**

【组成】按灵龟八法日时开穴法取穴。

【主治】哮喘发作。

【用法】毫针针刺,实则泻之,虚则补之。

● **振埃法**

【组成】双天容,廉泉。

【主治】过敏性哮喘。

【用法】毫针针刺,行泻法,留针15~30分钟,每日1次。

● **人迎方**

【组成】双人迎。

【主治】控制哮喘发作并巩固疗效。

【用法】先毫针针刺,留针30分钟,出针后埋皮内针,每3~4天更换皮内针。

● **阴跷平喘方**

【组成】双照海。

【主治】久病虚喘、咽痒、口干、手足心热等阴虚证。

【用法】毫针针刺,行补法,留针20分钟,每日1次。

◈ **病案选录** ◈

◆ **病例1**

庞某某,女,31岁,工人。初诊日期:1991年4月6日。

主诉:哮喘发作9个小时。

病史摘要:患者哮喘反复发作5年,经针灸治疗症状缓解1年。4月5日晚上喝啤酒后11点钟出现气喘,伴鼻塞、流涕,夜不能平卧，头痛，头晕，胸闷，口苦，咽干，恶心，痰少而黄。

检查： 呼吸36次/min，心率118次/min，双肺布满哮鸣音，口唇发绀，讲话费力；舌红，苔薄黄，脉弦数。

中医诊断： 哮病。

西医诊断： 支气管哮喘发作。

辨证： 少阳郁热。

治则： 和解少阳。

取穴： 双阳陵泉。

治疗经过： 针刺上方，得气后用泻法，导气上行，约2分钟后气喘减，哮鸣音减少，7分钟后气喘基本缓解，留针15分钟，诸症消失。复查口唇转红，呼吸23次/min，心率90次/min，双肺哮鸣音消失。

◆ **病例2**

甄某某，女，43岁，工人。初诊日期：1990年11月20日。

主诉： 气喘18小时。

病史摘要： 患者哮喘反复发作10年，每于天气转变或闻刺激性气味即发。昨天因气候突变，出现气喘、胸翳，痰多，经服3次茶碱麻黄碱片未能缓解，今早求于针灸。

检查： 呼吸30次/min，心率86次/min，双肺闻及散在哮鸣音；舌暗胖，苔白，脉滑。

中医诊断： 哮病。

西医诊断： 支气管哮喘发作。

辨证： 虚哮，肺脾两虚。

治则： 益气健脾，宣肺平喘。

取穴： 双公孙，双内关。

治疗经过： 是日为己丑日，来诊为戊辰时，按灵龟八法开公孙。相配内关，先补公孙，导气上行，后针内关，约5分钟后气喘减轻。20分钟后气喘等症状全部消失。复查呼吸24次/min，心率80次/min，哮鸣音消失。

第二节　咳嗽

一、诊断依据

（1）以咳逆有声或咽痒咯痰为主症。

（2）外感咳嗽，起病急，可伴有寒热等表证。

（3）内伤咳嗽，每因外感发作，病程较长，可咳而伴喘。

（4）本病多见于急、慢性支气管炎。急性期，血白细胞总数和中性粒增高。两肺听诊可闻呼吸音增粗，或伴散在干湿性啰音。肺部X线检查，大都正常或肺纹理增多。

二、辨证

（1）风寒袭肺证：咳嗽声重，咯痰稀薄色白，伴风寒表证。

（2）风热犯肺证：咳嗽气粗。咯痰黏白或黄，咽痛或咳声嘶哑，伴有风热表证。

（3）燥邪伤肺证：干咳少痰，或咯痰不爽，鼻燥咽干，舌尖红，苔薄黄，少津，脉细数。

（4）痰热郁肺证：咳嗽气粗，痰多稠黄，烦热口干，舌质红，苔薄黄腻，脉滑数。

（5）肝火犯肺证：咳呛气逆阵作，咳时胸胁引痛，甚则不可转侧，转侧两肢下满或咳咯血，舌苔黄，少津，脉弦数。

（6）痰湿阻肺证：咳声重浊，痰多色白，晨起为甚，胸闷，脘痞，纳少，舌苔白腻，脉濡滑。

（7）肺虚证：病久干咳少痰，痰黏白或痰中带血，咽干口燥，手足心热，舌红，苔少，脉细数，为肺阴虚。或咳声低弱，咳而兼喘，痰吐清稀色白，食少神倦，畏寒易汗，舌淡，苔白，脉细弱，为肺阳虚。

（8）心咳证：咳则心痛，喉中介介如梗状，甚则咽肿喉痹。

（9）脾咳证：咳则右胁下痛，隐隐引肩背，甚则不可以动，动则咳剧。

（10）肾咳证：咳则腰背相引而痛，甚则咳吐痰涎。

（11）胃咳证：咳而呕吐，不思饮食或多食善饥，牙龈肿痛。

（12）胆咳证：咳呕胆汁，口苦，咽干，目眩，午夜或晨咳甚。

（13）大肠咳证：咳则遗矢，伴有外感表证。

（14）小肠咳证：咳则失气，气与咳俱失，心烦，尿赤。

（15）膀胱咳证：咳则遗溺，面目虚浮，息短少气。

（16）三焦咳证：咳而腹满，不欲食饮，伴少阳头痛。

（17）心包咳证：咳则胸胁支满，心中憺憺大动，心烦，面赤，小便不利。

三、治疗

● **疏解方**

【组成】双阳陵泉，双肝俞，双太冲。

【主治】肝胆咳证，午夜咳甚或晨咳。

【用法】毫针针刺，行泻法，留针15～30分钟，每日1次。为了巩固疗效，可于肝俞埋皮内针，每3～4天更换1次。

● **三焦止咳方**

【组成】双委阳，双天井。

【主治】三焦咳证。

【用法】毫针针刺，行泻法，留针15～30分钟，每日1次。

● **调心宣肺方**

【组成】双心俞，双厥阴俞，双神门。

【主治】心咳证或心包咳证。

【用法】毫针针刺，行泻法，留针15分钟。也可于背俞用三棱针点刺加拔火罐，每日1次。

● **调气方**

【组成】双委中，双肾俞。

【主治】肾咳证及膀胱咳证。

【用法】毫针针刺，用调气法，留针30分钟。可灸。每日或隔日治疗1次。

● **四缝方**

【组成】四缝穴。

【主治】百日咳。

【用法】用三棱针刺出黄白色黏液，每3天1次，左右手交替。

● **刺络宣肺方**

【组成】大椎，手背食指和中指本节后1寸。

【主治】小儿支气管痉挛引起的咳嗽。

【用法】三棱针刺血，隔日1次。

● **悬钟方**

【组成】双悬钟。

【主治】肾咳证或膀胱咳证。

【用法】直接灸，各5～7壮，每日1次。

● **灸劳咳方**

【组成】灸劳穴。

【主治】久咳不愈。

【用法】嘱患者直立，以绳自中趾尖端，通过足心直上膝腘中央委中穴处切断，即以此绳从鼻尖上量过头之正中至脊中，绳尽处即是灸劳穴，灸7壮，每日1次。

● **眼针止咳方**

【组成】眼针双上焦区、双肺区。

【主治】痉挛性咳嗽。

【用法】毫针针刺，留针15分钟，每日1次。

● **手针止咳方**

【组成】双肺穴。

【主治】急性或慢性咳嗽。

【用法】在掌面无名指第1节横纹中点的肺穴毫针针刺，行泻法，每日1次。

142

● **祛痰止咳方**

【组成】双公孙，双然谷。

【主治】久咳痰滞不出。

【用法】毫针针刺，行调气法，留针30分钟，每日1次。

病 案 选 录

崔某某，女，32岁，干部。初诊日期：1994年2月25日。

主诉： 咳嗽15天。

病史摘要： 患者感冒咳嗽，经中药治疗感冒症状消失，但咳嗽频频，胸闷，时气促，经某医院静脉注射先锋Ⅵ治疗未见好转，伴有头晕，口干，痰少而黏。

检查： 咳声洪亮，双肺呼吸音粗，无干湿啰音；舌红，苔薄黄，脉浮数；X线检查示"肺纹理增粗"。

中医诊断： 咳嗽。

西医诊断： 急性气管炎。

辨证： 风热犯肺。

治则： 疏风清肺止咳。

取穴： 眼针左上焦区、右肺区、双肺俞。

治疗经过： 先针刺眼针穴区，留针30分钟，咳嗽、气促症状消失，出针后加肺俞刺络、拔火罐。第2天复诊时，咳嗽基本消失，胸闷、头晕亦消，但时有气紧感，守原方治疗4次而愈。

第三节 感冒

一、诊断依据

（1）鼻塞流涕，喷嚏，咽痒或痛。

（2）恶寒发热，无汗或少汗，头痛，肢体酸楚。

（3）四时皆有，以冬春季节为多见。全身症状较重，呈广泛流行者为时行感冒。

（4）实验室检查血白细胞计数正常或偏低，中性粒细胞减少，淋巴细胞相对增多。

二、辨证

（1）风寒证：恶寒，发热，无汗，头痛身疼，鼻塞，流清涕，舌苔薄白，脉浮紧或浮缓。

（2）风热证：发热，恶风，头胀痛，鼻塞流黄涕，咽痛，声嘶，咳嗽，痰黄，舌边尖红，苔白或微黄，脉浮数。

（3）暑湿证：见于夏季，头昏胀重，鼻塞流涕，形寒发热，或热势不扬，无汗或少汗，胸闷泛恶，苔薄黄腻，脉濡数。

（4）表寒里热证：发热恶寒，无汗，头痛，肢体酸痛，鼻塞声重，咽喉疼痛，咳嗽，痰黏稠或黄白相间，舌边尖红，苔薄白或黄，脉浮数。

三、治疗

● **感冒一针灵**

【组成】液门。

【主治】各类型感冒。

【用法】毫针针刺，行泻法，一般取单侧，如针刺10分钟后效果欠理想可加刺对侧，留针15～30分钟，每日1次。

● **强身固表方**

【组成】身柱。

【主治】体虚感冒。

【用法】毫针直刺，深入1～1.5寸，隔3日1次。针刺时要注意安全。

● **背俞祛风方**

【组成】胸1至骶2旁开1.5～3寸。

【主治】感冒周身困重或周身骨痛。

【用法】推罐法，隔日1次。

● **外感妙方**

【组成】双外关。

【主治】伤风感冒。

【用法】毫针针刺，行泻法，留针15分钟，每日1次。

● 固卫方

【组成】双膏肓俞。

【主治】气虚或阳虚感冒。

【用法】直接灸，每穴7～9壮，每周2次。

● 八脉方

【组成】双申脉，双后溪。

【主治】感冒体重节痛。

【用法】毫针针刺，行泻法，留针10～15分钟，每日1次。

病案选录

许某某，男，35岁，经理。初诊日期：1992年7月31日。

主诉：伤风鼻塞、流涕2天。

病史摘要：患者前天开始出现鼻塞、流涕，伴有头胀痛，咽微痛，身倦，肢体酸重，胃纳差，二便调。

检查：咽后壁充血（++），扁桃体Ⅰ度肿大，舌红，苔黄腻，脉浮数。

中医诊断：感冒。

西医诊断：上呼吸道感染。

辨证：风热证。

治则：疏风清热解表。

取穴：双液门。

治疗经过：取上方穴针刺，行泻法，约15分钟后鼻塞、流涕、头痛消失，但仍有咽微痛，身倦，肢体酸重。共针刺3次诸症消失。

第四节 胃脘痛

一、诊断依据

（1）以胃脘疼痛为主证。

（2）常伴有痞闷或胀满、嗳气、泛酸、嘈杂、恶心呕吐等症。

（3）发病常与情志不畅、饮食不节、劳累受寒等有关。

（4）本病包括胃、十二指肠急慢性炎症、痉挛、溃疡等疾病。

二、辨证

（1）气滞证：胃脘痞疼痛，或攻窜胁背，嗳气频作，苔薄白，脉弦。

（2）胃寒证：胃脘冷痛暴作，呕吐清水痰涎，畏寒喜暖，口不渴，苔白，脉弦紧。

（3）胃热证：胃痛急迫，或痞满胀痛，嘈杂吐酸，心烦，口苦或黏，舌红，苔黄或腻，脉数。

（4）食滞证：胃脘胀满疼痛，嗳腐吞酸，或呕吐不消化食物，吐后痛缓，苔厚腻，脉滑实。

（5）瘀血证：胃脘疼痛，痛如针刺或刀割，痛有定处，拒按，舌质紫暗，脉涩。

（6）阴虚证：胃脘隐隐作痛，灼热不适，嘈杂似饥，食少口干，大便干燥，舌红，少津，脉细数。

（7）虚寒证：胃痛绵绵，空腹为甚，得食则缓，泛吐清水，喜热喜按，神倦乏力，手足不温，大便多溏，舌质淡，脉沉细。

三、治疗

● 解痉方

【组成】双劳宫。

【主治】胃脘痉挛痛证属胃寒者。

【用法】毫针针刺，深0.5～1寸，行平补平泻法，留针40分钟，每10分钟运针1次，每日1次。

● 承山方

【组成】双承山。

【主治】胃脘痉挛痛证属胃寒者。

【用法】毫针针刺，深1.5～2寸，行平补平泻法，留针40分钟，每10分钟运针1次，每日1次。

● **四关调气方**

【组成】四关穴，中脘。

【主治】气滞证胃脘痛。

【用法】毫针针刺，四关穴行泻法，中脘行补法，留针30分钟，每5分钟运针1次，每日1次。

● **眼针镇痛方**

【组成】眼针双胃区，双中焦区。

【主治】急性胃脘痛。

【用法】毫针针刺，以得气为度，留针20分钟。

● **神效方**

【组成】神道。

【主治】气滞证或胃热证胃脘痛。

【用法】毫针针刺，深0.5～1寸，行泻法，留针30分钟。

● **交胃方**

【组成】耳针双胃，双交感。

【主治】各类型胃脘痛。

【用法】毫针针刺，留针30分钟，左右耳穴交替使用，每日1次。

● **子午流注针方**

【组成】按子午流注纳甲法辨证逢时开穴。

【主治】急性胃脘痛。

【用法】毫针针刺，行泻法，留针20分钟。

● **跟腱方**

【组成】双跟腱。

【主治】慢性胃脘痛。

【用法】患者俯卧或侧卧，足趾用力向下垂伸，在跟腱陷处正中间取穴，毫针向上斜刺0.5～1寸，得气后留针5～15分钟，每日1次。

● **天宗方**

【组成】双天宗。

【主治】急、慢性胃脘痛。

【用法】实证毫针针刺，行泻法，留针15分钟。寒证灸之。每日1次。

● **脐针方**

【组成】脐针胃区。

【主治】各类型胃脘痛。

【用法】毫针针刺，行刮针泻法，留针15分钟，隔日1次。

● **印堂方**

【组成】印堂。

【主治】急慢性胃炎、胃溃疡引起的胃脘痛。

【用法】毫针针刺，实则泻之，虚则补之，留针30分钟，每10分钟运针1次，隔日1次。

● **血会方**

【组成】双膈俞。

【主治】气滞证或胃寒证胃脘痛。

【用法】气滞证毫针针刺，行泻法，留针15～30分钟。胃寒证直接灸，每穴5～9壮。每日1次。

● **悬钟方**

【组成】双悬钟。

【主治】胃热证胃脘痛。

【用法】毫针针刺，行泻法，留针20分钟，每日1次。

● **胃肠方**

【组成】手针双胃肠穴。

【主治】各种类型胃脘痛。

【用法】在掌面劳宫穴与大陵穴连线中点的胃肠穴，用毫针针刺，行泻法，留针15分钟，每日1次。

● **头针方**

【组成】头针胃区。

【主治】急性胃脘痛。

【用法】毫针横刺，用捻转泻法，留针30分钟，每10分钟运针1次。

● **鼻针方**

【组成】鼻针双胃区。

【主治】急性胃脘痛。

【用法】毫针针刺，留针15分钟，每5分钟运针1次。

● **至阳方**

【组成】至阳。

【主治】胃寒证或气滞证痉挛性胃脘痛。

【用法】先用三棱针点刺，后加拔火罐。

病案选录

黄某某，男，38岁，干部。初诊日期：1992年8月20日。

主诉： 胃脘痛反复发作3年，加剧5天。

病史摘要： 患者胃脘疼痛反复发作3年，伴反酸、嗳气，饱食后尤甚，经常服雷尼替丁治疗，近5天又见胃脘痛甚，经服雷尼替丁、胃仙U治疗未见好转，二便调。

检查： 面容痛苦，中脘、肝俞、胃俞有压痛；舌红，苔薄白，脉弦；胃镜检查示胃溃疡。

中医诊断： 胃脘痛。

西医诊断： 胃溃疡。

辨证： 气滞证。

治则： 疏肝理气，和胃止痛。

取穴： 脐针肝区、胃区。

治疗经过： 针刺上方，得气后10分钟胃脘痛减轻，15分钟后疼痛消失。守原方治疗6次，随访2个月无复发。

第五节　泄泻

一、诊断依据

（1）大便稀薄或水样，次数增多。

（2）急性暴泻，起病突然，病程短。

（3）慢性久泻，起病缓慢，病程较长，反复发作，时轻时重。

（4）本病包括某些肠道感染性疾病及功能性腹泻等疾病，必要时可做大便培养、X线检查钡餐灌肠及纤维肠镜检查以助诊断。

二、辨证

（1）寒湿证：大便清稀或如水样，腹痛肠鸣，食少，苔白腻，脉濡缓。

（2）湿热证：腹痛即泻，泻下急迫，粪色黄褐而臭，肛门灼热，苔黄腻，脉濡数。

（3）食滞证：腹满胀痛，大便臭如败卵，泻后痛减，纳呆，嗳腐吞酸，舌苔垢浊或厚腻，脉滑。

（4）肝郁证：腹痛肠鸣泄泻，每因情志不畅而发，泻后痛减，舌质红，苔薄白，脉弦。

（5）脾虚证：大便时溏时泄，夹有不消化残物，稍进油腻则便次增多，神疲乏力，舌质淡，苔白，脉细。

（6）肾虚证：晨起泄泻，完谷不化，脐腹冷痛，形寒肢冷，舌胖淡，苔白，脉沉细。

三、治疗

● 眼针止泻方

【组成】眼针双大肠区、双小肠区。

【主治】急性肠炎泄泻。

【用法】毫针针刺，以得气为度，留针15分钟，每日1次。

● **四缝理脾方**

【组成】四缝。

【主治】小儿消化不良泄泻。

【用法】毫针轻点刺，每日1次。

● **清利湿热方**

【组成】双然谷。

【主治】湿热型腹胀泄泻。

【用法】三棱针点刺出血，隔日1次。

● **申脉方**

【组成】双申脉。

【主治】急、慢性泄泻。

【用法】直接灸，每穴5～7壮，每日1次。

● **关元方**

【组成】关元。

【主治】急性肠炎或肾虚型泄泻。

【用法】毫针针刺，实则泻之，虚则补之，肾虚加直接灸7壮，每日1次。

● **调气方**

【组成】四关穴。

【主治】肝郁证泄泻。

【用法】毫针针刺，行泻法，留针30分钟，每日1次。

● **大百方**

【组成】大椎，百会。

【主治】久泻不止。

【用法】直接灸，每穴7～9壮，每日1～2次。

● **十大方**

【组成】十宣，双大骨空。

【主治】急性胃肠炎。

【用法】先于十宣刺络出血，后直接灸大骨空，每穴5壮，每日1次。

● **长强方**

【组成】长强。

【主治】婴儿腹泻。

【用法】三棱针点刺出血或毫针针刺，不留针，每日1次。

● **脐针方**

【组成】脐针大肠区、脾区。

【主治】急、慢性泄泻。

【用法】毫针针刺，行平补平泻法，留针15分钟，每日1次。

● **手针方**

【组成】手针双脾穴。

【主治】寒湿证、食滞证或脾虚证泄泻。

【用法】在掌面大指第1节横纹中点的脾穴针刺，行平补平泻法，留针15分钟，每日1次。亦可直接灸，每穴5～7壮。

病案选录

李某某，男，39岁，医生。初诊日期：1993年5月27日。

主诉：腹泻1天。

病史摘要：患者于5月26日上午吃生冷东西后出现腹泻，如水样，日9次，伴腹痛、肠鸣，无肛门灼热及里急后重，自服呋喃唑酮片未见好转。

检查：肠鸣音亢进，腹部无明显压痛；舌淡红，苔白，脉濡。

中医诊断：泄泻。

西医诊断：急性肠炎。

辨证：寒湿证。

治则：散寒化湿，健脾止泻。

取穴：双申脉。

治疗经过：取上方穴直接灸，每穴7壮，灸后当天仅腹泻1次。第2天再灸1次而愈。

第六节 呃逆

一、诊断依据

（1）气逆上冲，出于喉间，呃逆连声，声短而频，不能自止。

（2）呈连续或间歇性发作。

（3）包括膈肌痉挛、胃肠神经官能症、胃扩张、肝硬化晚期、脑血管疾患、尿毒症或其他原因所产生的呃逆。

二、辨证

（1）胃中寒冷证：呃逆声沉缓有力，遇寒甚，得热减，胸膈及胃脘不舒，喜热饮，舌苔白，脉迟缓。

（2）胃火上逆证：呃声洪亮有力，冲逆而出，自发自止，口臭烦渴，多喜冷饮，便秘，尿黄，舌黄或黄糙，脉滑数。

（3）气滞痰阻证：呃有痰阻，呼吸不利，脘胁胀满，肠鸣矢气，烦躁易怒或郁郁不乐，舌苔薄白，脉弦而滑。

（4）脾胃阳虚证：呃声低长，气不接续，泛吐清水，脘闷，面白食少，少气懒言，便溏或泻，手足不温，舌淡，苔薄白，脉沉细弱。

（5）胃阴虚证：呃声短促而不连续，唇燥舌干，烦渴不安，不思饮食，或食后饱胀，大便干结，舌红，苔少而干，脉细数。

三、治疗

● 渊泉方

【组成】双太渊，双涌泉。

【主治】呃逆不止。

【用法】毫针针刺，补太渊，泻涌泉，留针30分钟，每日1次。注意配合呼吸补泻法。

● **扶突方**

【组成】双扶突。

【主治】各种原因引起的顽固性呃逆。

【用法】用1寸毫针向颈椎水平方向刺入0.5～0.8寸，针感似触电，提插几次即出针。

● **期门方**

【组成】双期门。

【主治】气滞痰阻证呃逆，亦治产后呃逆。

【用法】直接灸，每穴6～8壮，每日1次。

● **天突方**

【组成】天突。

【主治】胃中寒冷证或脾胃阳虚证呃逆。

【用法】灯心火灸，隔2日1次。

● **中魁方**

【组成】双中魁。

【主治】顽固性呃逆。

【用法】毫针针刺于手背中指近端关节横纹中点的中魁穴，用捻转泻法，并嘱患者连续从鼻孔深吸气，做憋气动作3～5次，每日治疗1～2次。

● **水沟方**

【组成】水沟。

【主治】脑血管疾患或胃肠神经官能症引起的呃逆。

【用法】毫针针刺，行泻法，留针10～20分钟，每2分钟运针1次，每日1次。

● **调气止呃方**

【组成】双肝俞，双胃俞，双膈俞。

【主治】气滞痰阻证呃逆。

【用法】用挑治法，穴位左右交替，隔3日1次。

● **眼针方**

【组成】眼针双中焦，双肝区，双胃区。

【主治】各种原因引起的呃逆。

【用法】毫针针刺，穴区左右交替，留针15分钟，每日1次。

● **疏肝理气方**

【组成】四关穴。

【主治】气郁痰阻证呃逆。

【用法】毫针针刺，行泻法，留针30分钟，每日1次。

● **翳风方**

【组成】双翳风。

【主治】各类型呃逆。

【用法】毫针针刺，行泻法，留针15～20分钟，每日2次。

● **攒竹方**

【组成】双攒竹。

【主治】胃中寒冷证呃逆。

【用法】毫针针刺，行平补平泻法，留针30分钟，每日1次。

● **承山方**

【组成】双承山。

【主治】呃逆声长而病久者。

【用法】毫针针刺，行泻法，留针60分钟，每日1次。

● **中缝方**

【组成】双中缝。

【主治】胃火上逆或气滞痰阻证的呃逆。

【用法】毫针针刺于四缝穴中位于中指的中缝穴，行捻泻法，留针15～20分钟，每5分钟运针1次，每日1次。

● **安定方**

【组成】双安定。

【主治】膈肌痉挛引起的呃逆。

【用法】毫针针刺于素髎穴直上0.5寸旁外0.3寸的安定穴，行泻法，留针15～20分钟，必要时3小时后重复治疗1次。

● **鼻针方**

【组成】双胃区。

【主治】顽固性呃逆。

【用法】毫针针刺，行泻法，留针20分钟，每日1次。

病 案 选 录

郭某某，男，56岁，工人。初诊日期：1989年10月20日。

主诉：呃逆频频1个星期。

病史摘要：患者因家庭不和，1周前观看电视剧，觉电视剧里的主人公与自己家庭发生的事情相似，心里闷闷不乐，继而发脾气，即出现呃逆频频，声音洪亮，不能吃饭，睡在床上打呃逆也使床震动，整个星期不能睡觉，每晚均到医院急诊，经注射地西泮、山莨菪碱，口服溴丙胺太林片及吸氧治疗不能控制，又经针刺太冲、中脘、内关、翳风等穴治疗无效。患者怀疑自己患癌症，不可救治，已写遗嘱，准备自杀，经劝解由家属及急诊医生陪同来诊。

检查：呃逆声宏，心事重重，嗳气，心肺无异常；舌尖红，苔薄黄，脉弦。

中医诊断：呃逆。

西医诊断：神经官能症。

辨证：肝气犯胃。

治则：疏肝和胃，降逆止呃。

取穴：双膈俞，左肝俞，右胃俞。

治疗经过：挑治上方穴位，挑完呃逆即刻停止，有气往下压感，1次治疗而愈。当时巴布亚新几内亚留学生阿方斯泰及厄瓜多尔留学生埃尔文在场观看后赞扬中国针灸之神效。

第七节　便秘

一、诊断依据

（1）大便秘结不通，排便间隔时间延长。

（2）大便时间不延长而排便困难。

（3）本病见于习惯性便秘，全身衰弱致排便动力减弱引起的便秘，肠神经官能症、肠道炎症肠蠕动减弱引起的便秘和肛门直肠疾患引起的便秘。

二、辨证

（1）热秘证：大便干结，小便短赤，心烦，或身热，口干口臭，腹胀或痛，舌红，苔黄燥，脉滑数。

（2）气秘证：排便困难，大便干结或不干，嗳气频作，胁腹痞闷胀痛，舌苔薄腻，脉弦。

（3）气虚证：大便不一定干硬，虽有便意而临厕努挣乏力，难于排出，挣则汗出，短气，便后疲乏，舌淡嫩，苔白，脉弱。

（4）阴虚证：大便干结如羊屎状，形体消瘦，腰膝酸软，舌红，苔少，脉细数。

（5）血虚证：大便干结，面淡白无华，心悸健忘，头晕目眩，唇舌淡白，脉细。

（6）冷秘证：大便干或不干，排出困难，小便清长，面青白，手足不温，腹中冷痛，舌淡，苔白，脉沉迟。

三、治疗

● **通便方**

【组成】左腹结。

【主治】各种原因引起的便秘。

【用法】埋皮内针，每3日1次。

● **滋阴润肠方**

【组成】双照海，双支沟。

【主治】阴虚证便秘。

【用法】毫针针刺，补照海，泻支沟，留针30分钟，每日1次。

● **清泻方**

【组成】双大敦，双阳陵泉，长强。

【主治】热秘证和气秘证引起的便秘。

【用法】毫针针刺，行泻法，留针20分钟，每日或隔日1次。

● **通窍方**

【组成】双迎香。

【主治】气秘证的便秘。

【用法】毫针针刺，行泻法，留针15分钟，每日1次。

● **地仓方**

【组成】双地仓。

【主治】小儿大便不通。

【用法】直接灸，每穴1～3壮。

● **承山方**

【组成】双承山。

【主治】习惯性便秘。

【用法】毫针针刺，进针1.5寸，用捻转泻法，不留针，每日1次。

● **开结方**

【组成】石门。

【主治】气秘证及气虚证的便秘。

【用法】直接灸9壮，每日1次。

● **益气方**

【组成】第7胸椎旁开1寸。

【主治】气虚证或气秘证的便秘。

【用法】毫针针刺，行补法，留针30分钟，每日1次。

● **脐针方**

【组成】脐针大肠区。

【主治】各种原因引起的便秘。

【用法】毫针针刺，刮针泻法，留针15分钟，每日1次。

● **手针方**

【组成】手针双大肠区，双三焦区。

【主治】各种原因引起的便秘。

【用法】毫针针刺，行泻法，留针15分钟，每日1次。

病案选录

宋某，女，55岁，退休工人。初诊日期：1990年11月1日。

主诉：大便近1周未解。

病史摘要：患者有便秘史10年，2～3天1行，大便干结，服养阴滋肠的中药大便即通，停药即便秘。近1周无大便，腹胀时痛，口干，舌有灼热感。有糖尿病史。

检查：腹部微胀，左侧有轻压痛；舌红，苔少，脉沉细数。

中医诊断：便秘。

西医诊断：习惯性便秘。

辨证：阴虚证。

治则：滋阴润肠通便。

取穴：左腹结。

治疗经过：在左腹结穴埋皮内针，3小时后解大便，腹胀消失。

第八节 遗尿

一、诊断依据

（1）睡眠较深，不易唤醒，每夜或隔几天发生尿床，甚则一夜可尿床数次。

（2）发病年龄在3周岁以上。

（3）检查未见明显异常，部分患儿X线检查可发现有隐性脊柱裂，有些学习、上课不集中精神，成绩差。

二、辨证

（1）肾气不足证：睡中遗尿，尿量多，尿色清，熟睡，不易叫醒，面色㿠白，精神不振，形寒肢冷，舌质淡，苔白，脉沉迟无力。

（2）脾肺气虚证：睡中遗尿，尿频而量多，面色无华，神疲乏力，食欲不振，大便溏薄，易感冒，舌偏淡，脉缓细。

（3）肝经湿热证：睡中遗尿，尿频量少，性情急躁，手足心热，唇红而干，舌质红，苔黄，脉弦滑。

三、治疗

● 水沟方

【组成】水沟。

【主治】肝经湿热证遗尿。

【用法】毫针针刺，行泻法，留针10分钟，每日1次。

● 手针方

【组成】手针双肾穴。

【主治】各类型遗尿。

【用法】毫针针刺手掌面小指第2、3节之间横纹中点的肾穴，刺入0.2寸，行捻转泻法，留针15分钟，每日1次。

● 足趾方

【组成】双足小趾底部第1横纹中点。

【主治】各类型遗尿。

【用法】毫针针刺，行平补平泻法，留针30分钟，每日1次。

● 约束方

【组成】百会。

【主治】各类型遗尿。

【用法】肝经湿热证用三棱针点刺出血，脾肺气虚和肾气不足者直接灸7壮，每日1次。

● 眼针方

【组成】眼针双肾区，双下焦区。

【主治】肾气不足证遗尿。

【用法】毫针针刺，以得气为度，留针10分钟，可左右穴区交替使用，每日1次。

● 头针方

【组成】头针双足运感区。

【主治】各类型遗尿。

【用法】毫针针刺，行捻转手法，留针30～60分钟，每日1次。

● 箕门方

【组成】双箕门。

【主治】肾气不足证遗尿。

【用法】毫针针刺，行补法，留针20～30分钟。也可直接灸，每穴5～7壮。每日1次。

● 调肺方

【组成】双肺俞。

【主治】脾肺气虚证遗尿。

【用法】直接灸，每穴7壮，每日1次。

● 脐针方

【组成】脐针肾区，膀胱区。

【主治】各类型遗尿。

【用法】毫针针刺，行平补平泻法，留针30分钟，每日1次。

病案选录

吴某某，女，13岁，学生。初诊日期：1989年12月13日。

主诉：遗尿10年。

病史摘要：患者自幼遗尿，每晚2～3次，伴双下肢皮肤经常生疮，经中药、针灸治疗未见好转，学习成绩差，性情孤僻。舌红，苔黄厚，脉弦滑。

中医诊断：遗尿。

西医诊断：大脑皮层功能失调。

辨证：肝经湿热证。

治则：清肝利湿止遗尿。

取穴：水沟。

治疗经过： 针刺水沟5次后，每晚仅遗尿1次。针刺15次后，1星期遗尿2次，共治疗50次而愈，随访10个月未复发。

第九节 肾绞痛

一、诊断依据

（1）腰部或肋脊角区突然疼痛，沿输尿管放射至髂嵴上方和腹外侧部，疼痛剧烈，呈阵发性、绞痛性发作，常引起患者呻吟，翻滚难忍，甚至出现面色苍白，汗出淋漓，恶心、呕吐。

（2）可出现血尿，以及尿频、尿急、尿痛。

（3）肾区或输尿管部位有叩击痛或压痛。

（4）尿检查可见多数红细胞，合并发感染时尿中有脓细胞，血中白细胞总数增多。腹平片多提示尿路结石。

二、辨证

（1）气滞血瘀型：腰部肋脊角区、侧腹部疼痛如绞，痛引少腹，频频发作，痛时面色苍白，冷汗，呕恶，伴尿血或尿色黄赤，舌暗红或有瘀点，脉弦紧。

（2）湿热下注型：腰腹引痛，少腹急满，小便频数短赤，溺时涩痛难忍，淋漓不爽，苔黄腻，脉弦滑或滑数。

（3）肾虚型：腰腹引痛，阵发性加剧，头晕，小便淋漓，舌淡，脉细。

三、治疗

● 头针方

【组成】头针双足运感区，双生殖区。

【主治】各类型肾绞痛。

【用法】毫针针刺，行捻转泻法，留针30分钟，必要时4小时后重复治疗1次。

● **眼针方**

【组成】眼针同侧下焦区，肾区。

【主治】各类型肾绞痛。

【用法】毫针针刺，以得气为度，留针15～30分钟，每天2次。

● **行气活血方**

【组成】双太冲。

【主治】气滞血瘀型肾绞痛。

【用法】毫针针刺，行泻法，留针30分钟，每5分钟运针1次，每日1次。

● **痛敏方**

【组成】痛敏点。

【主治】各类型肾绞痛。

【用法】毫针针刺，在第4、5腰椎间旁开0.5寸处的痛敏点直刺2分（约0.2寸），行泻法，留针30分钟。

● **精灵方**

【组成】精灵穴。

【主治】各类型肾绞痛。

【用法】在患侧手背第4、5掌骨骨间隙后缘、腕背横纹与掌骨小头连接之中点凹陷处的精灵穴，毫针针刺，行泻法，留针10分钟，每日2次。

● **踝腕针方**

【组成】踝腕针患侧下2、下5。

【主治】各类型肾绞痛。

【用法】毫针向上横刺，留针20分钟，每日1次。

● **手针方**

【组成】手针肾穴、三焦穴、肝穴。

【主治】各类型肾绞痛。

【用法】毫针针刺患侧手针穴，行泻法，留针15～30分钟，每日1～2次。

● **脐针方**

【组成】脐针肾区、膀胱区。

【主治】肾虚型肾绞痛。

【用法】毫针针刺，行平补平泻法，留针15～30分钟，每日2次。

● **唇针方**

【组成】唇针下焦区、肾区。

【主治】各类型肾绞痛。

【用法】毫针针刺，行泻法，留针40分钟，每日2～3次。

● **水沟方**

【组成】水沟。

【主治】气滞血瘀型肾绞痛。

【用法】毫针针刺，行捻转泻法，留针15～25分钟，每日1次。

● **面针方**

【组成】面针肾区、脐区。

【主治】各类型肾绞痛。

【用法】毫针针刺，行泻法，留针20分钟，每日1次。

● **耳针方**

【组成】耳针耳尖、肾区。

【主治】各类型肾绞痛。

【用法】取患侧耳穴毫针针刺，轻捻转，留针20分钟，每日1次。

● **足三里方**

【组成】足三里。

【主治】肾绞痛伴有呕吐者。

【用法】毫针针刺，用调气法，患者配合深呼吸，留针10～20分钟。

病案选录

杨某某，女，29岁，工人。初诊日期：1986年10月16日。

主诉：左腰腹绞痛6小时。

病史摘要：患者左腰反复疼痛半年多，痛甚时伴恶心、呕吐，尿频、尿急，需注射硫酸延胡索乙素注射液、杜冷丁才能缓解。6小时前突然出现腰部牵涉到左下腹疼痛难忍，恶心、呕吐，胸臀，伴尿频、尿急，小便涩痛。

检查：左肾区叩击痛（+++），压痛（++），白细胞13×10^9个/L；舌尖红，苔微黄厚，脉弦数。

中医诊断：腰腹痛。

西医诊断：肾绞痛。

辨证：气滞伴湿热下注。

治则：清利湿热，行气止痛。

取穴：双太冲。

治疗经过：患者收入急诊留观后肌注硫酸延胡索乙素注射液60 mg，疼痛缓解后入睡，过2小时后因疼痛复发致醒。下午5点钟给予针刺太冲，行泻法，针感传到腹部，约15分钟后疼痛消失，留针60分钟，每10分钟运针1次。当晚和第2天无腰腹痛复发。17日配合庆大霉素及内服清热利湿通淋中药治疗，观察10天未见腰腹痛而出院。

第十节　遗精

一、诊断依据

（1）不因性交而精液自行泄出。

（2）有梦而精液泄出，也有无梦而精液泄出，甚至清醒时精自滑出。

（3）本病包括神经衰弱、前列腺炎、精囊炎引起的遗精。

二、辨证

（1）心肾不交证：多为梦中遗精，次日眩晕，耳鸣，心悸，少眠，小便短黄，舌红，脉细数。

（2）肾阴亏虚证：遗精，头昏，耳鸣，腰膝酸软，五心烦热，舌红，苔少，脉细数。

（3）肾气不固证：滑精频作，面白少华，精神萎靡，畏寒肢冷，舌质淡，苔白，脉沉细而弱。

（4）肝火偏盛证：多为梦中遗泄，阳物易举，烦躁易怒，胸胁不舒，面红目赤，口苦咽干，舌红，苔黄，脉弦数。

（5）湿热下注证：遗精频作，或尿时有精液外流，口苦口渴，小便热赤，苔黄腻，脉濡数。

（6）痰火内蕴证：遗精频作，胸闷脘胀，口苦痰多，小便热赤不爽，少腹部及阴部作胀，苔黄腻，脉滑数。

三、治疗

● 列缺方

【组成】双列缺。

【主治】湿热下注证、肾气不固证或痰火内蕴证引起的遗精。

【用法】实证埋皮内针，左右手交替，每3日1次；虚则直接灸，每穴9壮，每日1次。

● 二陵方

【组成】双阳陵泉，双阴陵泉。

【主治】肾气不固证的遗精。

【用法】直接灸，每穴5壮，每日1次。

● 精宫方

【组成】双精宫穴。

【主治】遗精。

【用法】在第2腰椎旁开2寸的精宫穴直接灸，每穴各7壮，隔日1次。

● 膈俞方

【组成】双膈俞。

【主治】肾阴虚或心肾不交证的遗精。

【用法】埋皮内针，每3日1次。

● **头针方**

【组成】头针双生殖区。

【主治】各种原因引起的遗精。

【用法】毫针针刺，行平补平泻法，留针3～5小时，每日1次。

● **脐针方**

【组成】脐针心区、肾区。

【主治】各种原因引起的遗精。

【用法】毫针针刺，行平补平泻法，留针30分钟，每日1次。

● **劳宫方**

【组成】双劳宫。

【主治】心肾不交的遗精。

【用法】毫针针刺，行泻法，留针15～30分钟，隔日1次。

第十一节　癃闭

一、诊断依据

（1）小便难出，点滴不畅，或小便闭塞不通，小腹胀满。

（2）多见于术后、产后患者及高龄男性患者。

（3）排便虽然困难，但不伴有尿道涩痛。

（4）包括各种原因引起的尿潴留及小便不畅，如因神经性尿闭、膀胱括约肌痉挛、尿路损伤、老年人前列腺增生等疾病引起的尿潴留和小便不利。

二、辨证

（1）膀胱湿热证：小便难出，甚则闭塞不通，小腹胀满，口干不欲饮，舌质红，苔薄黄，脉弦。

（2）肝郁气滞证：惊恐郁怒后突然小便不通或通而不畅，胁痛少腹胀满，舌红，苔薄黄，脉弦。

（3）浊瘀阻塞证：小便点滴而下，或尿如细线，甚则阻塞不通，小腹胀满疼痛，舌质紫暗或有瘀斑，脉涩。

（4）脾肾两虚证：小腹坠胀，时欲便而不得出，或小便点滴不爽，排出无力，甚或尿闭，精神萎靡，食欲不振，腰酸膝软，舌质淡，苔薄白，脉细弱。

三、治疗

● **头针方**

【组成】头针双足运感区。

【主治】各种原因引起的癃闭。

【用法】毫针针刺，行捻转泻法，留针30～60分钟，每日1次。

● **眼针方**

【组成】眼针双下焦区、双膀胱区。

【主治】各种原因引起的癃闭。

【用法】毫针针刺，左右穴区交替使用，留针20～30分钟，每日1～2次。

● **水沟方**

【组成】水沟。

【主治】产后癃闭。

【用法】毫针针刺，行捻转泻法，留针30～40分钟，每日1次。

● **火针方**

【组成】会阴，曲骨，双肾俞，双三阴交。

【主治】前列腺肥大引起的癃闭。

【用法】火针点刺，会阴、肾俞与曲骨、三阴交两组交替使用，隔日1次。

● **外关方**

【组成】双外关。

【主治】膀胱湿热证或浊瘀阻塞证引起的癃闭。

【用法】毫针泻法，留针30分钟，每日1次。

● **太渊方**

【组成】双太渊。

【主治】脾肾两虚引起的癃闭。

【用法】毫针针刺，行补法，留针30分钟，每日1次。

● **素髎方**

【组成】素髎。

【主治】各种原因引起的癃闭。

【用法】毫针针刺，行泻法，留针30分钟，每日1次。

病案选录

骆某某，男，60岁，教师。初诊日期：1993年3月20日。

主诉：小便难排、点滴不畅半年。

病史摘要：患者小便难排、点滴不畅半年，伴尿频，欲便不得出，无尿涩痛，腰痛，腹胀，痰多，经外科检查示前列腺肥大，服用中西药治疗未见好转。胃纳一般。

检查：体形肥胖，小便常规无异常；舌淡胖，苔白润，脉细滑。

中医诊断：癃证。

西医诊断：前列腺肥大。

辨证：脾肾两虚证。

治则：健脾补肾，通下窍。

取穴：曲骨，双归来，双肾俞，双三阴交。

治疗经过：火针点刺上方穴，每3日1次，共治疗12次，小便通利。随访半年无复发。

第十二节　心痛

一、诊断依据

（1）左侧胸膺或膻中处突发憋闷而痛，可为绞痛、刺痛、隐痛。

（2）疼痛常可窜及肩背、前臂、胃脘部，甚者可沿手少阴经、手厥阴经循行至中指或小指，并兼心悸。

（3）发病特点为突然发痛，时作时止，反复发作。

（4）可因情志波动、气候变化、饮食不节、劳累过度而诱发。

（5）本病常见于冠心病心绞痛。

（6）休息时心电图示心肌缺血，心电图运动试验阳性。

二、辨证

（1）气阴两虚证：心胸隐痛绵绵，气短乏力，汗多口干，眩晕，面色少华，舌红苔少或舌淡苔黄而薄，脉细数或代。

（2）心阳不振证：心胸闷痛时作，形寒心悸，精神倦怠，面白自汗，舌淡胖，苔薄白，脉沉细或沉迟或结代。

（3）心血亏损证：心胸隐痛起伏，虚烦惊惕，少寐多梦，面白唇淡，健忘眩晕，舌红苔少或舌淡苔薄白，脉沉细弱或细数。

（4）痰浊阻塞证：心胸闷痛痞满，痰多，纳呆脘胀，恶心，口黏乏味，舌苔腻或白滑或黄，脉滑或数。

（5）心血瘀阻证：心胸疼痛较剧，如刺如绞，痛有定处，肌肤甲错，怔忡不宁，舌紫暗或见瘀斑，脉涩或结代。

（6）寒凝气滞证：心胸遇寒作痛，手足不温，心痛彻背，胁满急躁，舌淡，苔白，脉沉迟或弦紧。

三、治疗

● 至阳偶刺方

【组成】至阳，膻中。

【主治】各种原因引起的心绞痛。

【用法】毫针偶刺法，得气后行平补平泻法，留针15～30分钟，每日1次，必要时1日多次。

● 冲泉方

【组成】双太冲，双涌泉。

【主治】寒凝气滞证或心血瘀阻证的胸痹心痛。

【用法】毫针针刺，行泻法，留针30分钟，每日2次。

● **眼针方**

【组成】眼针双上焦区、双心区。

【主治】各种原因引起的心痛。

【用法】毫针针刺，以得气为度，留针15～30分钟，每日1次。

● **巨阙方**

【组成】巨阙。

【主治】寒凝气滞证或心阳不振证的心痛。

【用法】火针点刺，每日1次。

● **中渚方**

【组成】双中渚。

【主治】心痛彻背。

【用法】毫针针刺，行泻法，留针30分钟，每日1～2次。

● **中脘方**

【组成】中脘。

【主治】痰浊阻塞证的胸痹心痛。

【用法】直接灸，7～9壮，每日1～2次。

● **天井方**

【组成】双天井。

【主治】寒凝气滞证或心阳不振证的心痛。

【用法】直接灸，每穴7～9壮，每日1次。

● **手针方**

【组成】手针双心穴。

【主治】各种原因引起的心绞痛。

【用法】毫针针刺，实则泻之，虚则补之，寒则温灸之，每日1次。

● **脐针方**

【组成】脐针心区。

【主治】各种原因引起的心痛。

【用法】毫针针刺，行泻法，留针15～30分钟，每日1次，必要时可重复多次。

● 鼻针方

【组成】鼻针心穴。

【主治】各种原因引起的心绞痛。

【用法】毫针针刺，行泻法，留针20分钟，每日2次。

第十三节　不寐

一、诊断依据

（1）经常性失眠，睡眠时间不足。

（2）入睡迟缓，或时寐时醒，或睡眠不深，甚者彻夜不眠。

（3）包括神经官能症、高血压、脑动脉硬化、更年期综合征等引起的失眠。

二、辨证

（1）心脾两虚证：不易入睡，或睡中多梦，易醒难睡，心悸，食少倦怠，腹胀便溏，舌质淡，苔薄白，脉缓弱。

（2）阴虚火旺证：失眠，入睡困难，心烦，手足心热，口渴，咽干，舌红，苔少，脉细数。

（3）心肾不交证：心烦不寐，健忘多梦，头晕耳鸣，腰膝酸软，遗精，月经不调，舌尖红，苔少，脉细数。

（4）肝郁血虚证：难以入睡，即使入睡也多梦易惊，或胸胁胀满，善太息，平时性情急躁易怒，舌红，苔白或黄，脉弦。

（5）心虚胆怯证：虚烦不得眠，入睡后又易惊醒，终日惕惕，心神不安，胆怯恐惧，遇事易惊，心悸，气短，自汗，舌质正常或淡，脉弦细。

（6）痰热内扰证：失眠，心烦，口苦，目眩，头重，胸闷，恶心，嗳气，痰多，舌红，苔黄腻，脉滑数。

（7）胃气不和证：失眠，伴脘腹胀满或胀痛，时恶心，嗳腐吞酸，舌苔黄腻或黄糙，脉弦滑。

三、治疗

● 阴嘻方

【组成】阴交，嘻嘻。

【主治】心脾两虚证不寐。

【用法】直接灸，每穴14壮，每日1次。

● 隐陵方

【组成】双隐白，双天府，双阴陵泉。

【主治】痰热内扰证不寐。

【用法】毫针针刺，行泻法，留针15分钟，每日1次。

● 外陵方

【组成】双大陵，双外关。

【主治】心脾两虚证、心肾不交证、阴虚火旺证、肝郁血虚证等引起的不寐。

【用法】毫针针刺，大陵透外关，得气后留针15分钟，每5分钟运针1次，每日1次。

● 四神聪方

【组成】四神聪。

【主治】各种原因引起的不寐。

【用法】毫针向百会方向透刺，留针5小时，每日1次。

● 眼针方

【组成】眼针双心区、双肾区。

【主治】心肾不交或阴虚火旺之不寐。

【用法】毫针针刺，以得气为度，留针15分钟，每日或隔日1次。

● 申照方

【组成】双申脉，双照海，印堂。

【主治】顽固性失眠。

【用法】毫针针刺，补照海，泻申脉和印堂，留针30～60分钟，每日1次。

● **百会方**

【组成】百会。

【主治】心脾两虚的不寐。

【用法】压灸法，每次5壮，每周2次。

● **四花方**

【组成】四花穴（双膈俞、双胆俞）。

【主治】肝郁血虚证、心虚胆怯证及痰热内扰证之不寐。

【用法】毫针针刺，行平补平泻法，留针20分钟，每日1次；也可埋皮内针，每3日1次。

● **手针方**

【组成】手针双心穴、双肾穴。

【主治】各类型的不寐。

【用法】毫针针刺，行捻转泻法，留针15分钟，每日1次。

病案选录

陈某某，男，45岁，经理。初诊日期：1991年5月25日。

主诉：夜不能寐4年。

病史摘要：患者失眠4年，夜晚难以入睡，入睡后易醒，每晚只能睡1～2小时，时心悸、身倦，经服安定、归脾丸等药物治疗未见好转。

检查：心肺未见异常，血压正常；舌淡胖，苔薄白，脉缓。

中医诊断：不寐。

西医诊断：神经官能症。

辨证：心脾两虚证。

治则：调补心脾，安神。

取穴：双申脉，双照海，印堂。

治疗经过：开始针刺内关、三阴交及耳针心、神门等，共治疗10次无效。6月5日改用针刺申脉，行泻法；照海，行补法；印堂，行泻法。针刺当时患者即能入睡，留针30分钟。当晚能安睡3小时。守申照方治疗12次，睡眠恢复正常。

第十四节　心悸

一、诊断依据

（1）自觉心中急剧跳动，惊慌不安，不能自主。

（2）常因情绪激动、惊恐、劳累而诱发，时作时辍，甚者心跳持续发作，终日心慌不安，难以自持。

（3）常伴有胸中不适、短气乏力、神倦懒言等症状。

（4）本病包括各种原因引起的心律失常，如心动过速、心动过缓、期前收缩、房室传导阻滞、心房颤动、预激综合征及神经官能症。

二、辨证

（1）心气不足证：心悸气短，头晕乏力，自汗，动则悸发，静则悸缓，舌苔薄白，脉细弱。

（2）心阴亏虚证：心悸易惊，心烦失眠，口干微热，五心烦热，舌红，津少，脉细数。

（3）心脾两虚证：心悸气短，头晕目眩，面色无华，神疲乏力，纳呆腹胀，舌质淡，脉细弱。

（4）肝肾阴虚证：心悸失眠，五心烦热，眩晕耳鸣，急躁易怒，腰酸，舌红，津少，脉细数。

（5）脾肾阳虚证：心悸倦怠，少气懒言，大便溏薄，腹胀纳呆，腰痛，畏寒肢冷，舌质淡，苔白腻，脉沉迟或结代。

（6）心虚胆怯证：心悸，善惊易怒，坐卧不安，多梦易醒，恶闻声响，脉细略数或弦细。

（7）痰浊阻滞证：心悸，心胸痞闷胀满，痰多，食少腹胀，恶心，舌苔白腻或滑腻，脉滑。

（8）心脉瘀阻证：心悸怔忡，短气喘息，胸闷不舒，心痛时作，或形寒肢冷，舌质暗，脉虚或结代。

三、治疗

● **眼针方**

【组成】眼针双上焦区、双心区。

【主治】各种原因引起的心悸。

【用法】毫针针刺，以得气为度，留针20～30分钟，每日1次。

● **脐针方**

【组成】脐针心区。

【主治】各类型的心悸。

【用法】毫针针刺，留针20分钟。心气不足、心脾两虚、脾肾阳虚、痰浊阻滞及心脉瘀阻证可直接灸，每次7壮，每日1次。

● **解胆方**

【组成】双解溪，双胆俞。

【主治】心虚胆怯证、痰浊阻滞证心悸。

【用法】毫针针刺，留针30分钟。痰浊阻滞证可直接灸，每穴5～7壮，每日1次。亦可埋皮内针，每3日1次。

● **攒竹方**

【组成】双攒竹。

【主治】室上性心动过速。

【用法】毫针针刺，得气后行平补平泻法，留针15～30分钟，每日1次。

● **液门方**

【组成】双液门。

【主治】各种原因引起的心悸。

【用法】毫针针刺，行泻法，留针15分钟。一般先针左侧穴，无效加右侧穴。

● **俞府方**

【组成】右俞府。

【主治】心房颤动。

【用法】毫针针刺，斜向璇玑方向，针感须向右颈项及左肩放射，留针15分钟，每日1次。

● **腕踝针方**

【组成】腕踝针上1、上2，均左侧。

【主治】心房颤动。

【用法】毫针针刺，留针30分钟，每日1次。

● **手针方**

【组成】手针双心穴。

【主治】各种原因引起的心律失常。

【用法】毫针针刺，行泻法，留针15～30分钟，每日1次。

● **大横方**

【组成】双大横。

【主治】心气不足证心悸。

【用法】直接灸，每穴5壮，每日1次。

● **头针方**

【组成】头针双胸腔区。

【主治】阵发性室上性心动过速。

【用法】毫针针刺，行捻转泻法，留针30～40分钟。

病案选录

成某某，女，45岁，干部。初诊日期：1990年1月6日。

主诉：心悸半个月。

病史摘要：患者心悸反复发作半个月，伴胸闷，夜寐惊醒，烦躁易怒，经服宁心安神中药未见明显好转；口干，二便调，时头晕。

检查：心率112次/min，时有早搏，双肺呼吸音清；舌尖红，苔薄白，脉细数；心电图示"阵发性心动过速"。

中医诊断：心悸。

西医诊断：阵发性心动过速。

辨证：心虚胆怯证。

治则：调心胆，宁神。

取穴：脐针胆区、心区。

治疗经过：针刺上方，当天心悸减少，夜无惊醒现象，治疗6次后心悸消失。守原方治疗6次而愈，随访4个月无复发。

第十五节　中风

一、诊断依据

（1）发病骤急，口舌歪斜，舌强语謇，半身不遂或麻木；或猝然昏倒，神志昏蒙或不省人事。

（2）常发生于中老年人群。

（3）病前多有头痛、眩晕、肢体麻木、心悸等症状，多因暴怒、饮食、劳倦诱发。

（4）多见于脑血管意外，CT检查可见脑出血、脑血栓或脑梗死。

二、辨证

中经络

（1）风阳痰火证：半身不遂，口舌歪斜，舌强语謇，头痛眩晕，心烦易怒，口黏痰多，便秘溲赤，舌质红，苔黄或黄腻，脉弦滑或滑数。

（2）风痰入络证：起病见半身不遂，口舌歪斜，口流痰涎，舌强语謇，肢体麻木或手足拘急，舌苔白滑腻，脉弦滑。

（3）气虚血瘀证：半身不遂，肢软酸麻，痛痒不知，手足肿胀，语言謇涩，气短汗出，舌淡暗，苔薄白，脉细或涩。

（4）肝肾亏虚证：半身不遂，手足瘫缓不收，肢体麻木，肌肉萎缩，语謇，眩晕耳鸣，心烦失眠，舌红，苔少，脉细弦数。

中脏腑

（1）闭证：①阳闭（风阳痰火证），突然昏倒，不省人事，面红目赤，口噤气粗，喉中痰鸣息涌，大便秘硬，肢体瘫疾，两手握拳或拘急，舌红或绛，苔黄腻或黄燥焦黑，脉弦滑数。②阴闭（痰湿蒙闭证），神昏嗜睡，或不省人事，半身不遂，肢体松软，面色垢滞，痰涎壅盛，舌淡暗，苔白腻，脉沉滑或沉缓。

（2）脱证：神志昏迷，面色苍白，瞳孔散大，口开目合，手撒，二便失禁，气息低微，痰声如鼾，汗出肢厥，舌淡紫，苔白滑，脉沉细数。

三、治疗

● **眼针方**

【组成】眼针上焦区、下焦区，均患侧。

【主治】脑卒中偏瘫。

【用法】伴有高血压者加肝区，语謇者加心区。毫针针刺，以得气为度，留15～20分钟，每5分钟运针1次，每日1次。

● **尺泽方**

【组成】双尺泽。

【主治】脑血栓形成以上肢瘫痪为主。

【用法】每日早上3～5时，患者睡醒前，取穴快速进针强刺激，刺入1～1.5寸，留针10～20分钟，每5分钟运针1次，每日1次。

● **背俞方**

【组成】双百劳，大椎，双膈俞，双脾俞，双膀胱俞。

【主治】脑卒中偏瘫日久。

【用法】每次选2～3穴挑治，每周2次。

● **第二掌骨疗法**

【组成】第二掌骨疗法的头穴、上焦穴、腿穴、足穴。

【主治】脑卒中偏瘫。

【用法】毫针针刺，先针健侧，后针患侧，行泻法，留针30分钟，每日1次。

● **唇针方**

【组成】唇针上焦区、下焦区。

【主治】脑卒中偏瘫。

【用法】毫针针刺，行捻转泻法，留针20分钟，每日1次。

● **运关方**

【组成】头针运动区，四关穴。

【主治】脑卒中偏瘫伴高血压者。

【用法】毫针针刺，行泻法，留针30分钟，每日1次。

病案选录

黄某某，男，61岁，退休干部。初诊日期：1990年2月26日。

主诉：左半身不遂40天。

病史摘要：患者于今年1月中旬突然头晕，继而出现左半身不遂，立即送到某人民医院急诊。当时神清，无恶心、呕吐及头痛，CT检查示右颞额部脑梗死，经对症处理病情稳定后转到我院针灸治疗。有高血压病史。

检查：神清，血压170/80 mmHg，心率92次/min，左上、下肌肌力均2级，肌张力无明显增高，语言流利，左巴宾斯基征及霍夫曼征均阳性；舌红，苔腻，脉弦滑。

中医诊断：中风（中经络）。

西医诊断：脑梗死。

辨证：风阳痰火证。

治则：平肝潜阳，化痰通络。

取穴：头针右运动区，四关穴。

治疗经过：取右运动区上1/5及中2/5、四关穴毫针针刺，行泻法，针刺15次后左上、下肢肌力上升到3级，血压降到150/80 mmHg，针刺30次后左上、下肢肌力恢复到4级，血压正常。

第十六节　眩晕

一、诊断依据

（1）患者眼花或眼前发黑，视外界景物旋转摇不定或自觉头身动摇，如坐舟车。

（2）同时或兼见耳鸣、恶心、呕吐、怠懒等症状。

（3）包括梅尼埃病、脑动脉硬化、椎基底动脉供血不足、高血压、低血压、脑震荡后遗症、神经官能症引起的眩晕。

二、辨证

（1）肝阳上亢证：眩晕，耳鸣，头胀痛，易怒，失眠多梦，舌红，苔黄，脉弦，甚者眩晕欲仆。

（2）气血亏虚证：眩晕，动则加剧，劳累即发，神疲懒言，气短声低，面白少华，心悸，舌淡，苔薄白，脉细。

（3）肾精不足证：眩晕，精神萎靡，腰膝酸软，舌淡嫩，苔白或苔少，脉弱或细数。

（4）痰浊中阻证：眩晕，倦怠或头重如蒙，胸闷，恶心，痰多，舌胖，苔浊腻或白厚而润，脉滑。

（5）瘀血阻络证：眩晕，头痛，或有心悸，失眠，舌暗，脉弦涩或细涩。

三、治疗

● **百会方**

【组成】百会。

【主治】痰浊中阻证眩晕。

【用法】压灸，每穴5～7壮，每周1～2次。

● **四关方**

【组成】四关穴。

【主治】肝阳上亢或瘀血阻络证眩晕。

【用法】毫针针刺，行泻法，留针30分钟，每日1次。

● **膈俞方**

【组成】双膈俞。

【主治】高血压眩晕。

【用法】皮内针埋藏，每3日1次。

● **眼针方**

【组成】眼针双肝区。

【主治】高血压眩晕。

【用法】毫针针刺，以得气为度，留针15分钟，每日1～2次。

● **印素方**

【组成】印堂，素髎。

【主治】低血压性眩晕。

【用法】毫针针刺，行平补平泻法，留针15分钟，每日1～2次。也可直接灸，每穴5～7壮。

● **涌泉方**

【组成】双涌泉。

【主治】肾性高血压引起的眩晕。

【用法】毫针针刺，行平补平泻法，留针20分钟，每日1次。

● **足绝方**

【组成】双足三里，双悬钟。

【主治】气血亏虚、肾精不足或痰浊中阻证眩晕伴手足麻木者。

【用法】瘢痕灸，每穴3～5壮，每月1次。

● **内耳方**

【组成】左太冲，右丰隆，双听宫，右三阴交，左内关，合谷（耳鸣侧）。

【主治】梅尼埃病。

【用法】毫针针刺，太冲、丰隆、听宫行平补平泻法，三阴交用补法，合谷、内关用泻法，留针30分钟，每日1次。

● **头维方**

【组成】双头维。

【主治】高血压脑病引起的眩晕。

【用法】毫针针刺，向后横刺2～3寸，急速持续捻针3～5分钟，留针40～60分钟，每日2次。

● **完骨方**

【组成】双完骨。

【主治】梅尼埃病。

【用法】毫针针刺，行泻法，留针30～40分钟，每日2次。

● **肩丰方**

【组成】双肩井，双丰隆。

【主治】高血压眩晕。

【用法】毫针针刺，行泻法，留针30分钟，每日1次。

病案选录

傅某某，女，39岁，财务员。初诊日期：1993年5月3日。

主诉：眩晕16天。

病史摘要：患者于4月17日因骑车跌倒撞伤颈部，当时即眩晕，神清，无头痛，时天旋地转，伴恶心、胸闷、痰白，经服中、西药治疗无明显好转。眩晕以平卧起身尤甚，不能工作。

检查：面色无华，颈肌紧张，颈3、颈4旁有压痛，血压正常；舌淡暗，苔厚腻，脉弦滑；X线检查示颈椎无异常。

中医诊断：眩晕。

西医诊断：外伤性颈性眩晕。

辨证：痰瘀阻络证。

治则：化痰活血通络。

取穴：百会。

治疗经过：取百会压灸5壮后，眩晕即刻减轻。隔日压灸1次，经治疗5次后症状消失。

第十七节　胆绞痛

一、诊断依据

（1）右上腹或剑突下阵发性绞痛，可放射到右肩背部，或有"钻顶感"。

（2）可伴有恶寒、发热、恶心、呕吐，甚者出现黄疸、休克等症状。

（3）右上腹或剑突下可有压痛、反跳痛和腹肌紧张，右胆囊穴压痛明显。

（4）腹平片、B超、静脉胆道造影、大便虫卵检查、血常规检查有助于急性胆囊炎、胆石症、胆道蛔虫病的诊断。

二、辨证

（1）气滞型：右上腹绞痛、胀痛、窜痛，恶心，呕吐，口苦，咽干，无寒战及黄疸，舌苔薄黄，脉弦。

（2）湿热型：右上腹绞痛，恶寒发热，恶心，呕吐，食则痛甚，或伴黄疸，腹肌紧张，压痛明显，舌红，苔黄腻，脉弦滑数。

三、治疗

● **眼针方**

【组成】眼针胆区、中焦区，均右侧。

【主治】各种原因引起的胆绞痛。

【用法】毫针针刺，以得气为度，留针20～25分钟，每5分钟运针1次。

● **舒内方**

【组成】右太冲，双内关，双列缺。

【主治】气滞型胆绞痛。

【用法】毫针针刺，先于内踝直上2寸、胫骨正中取太冲穴针之，后针内关、列缺，均用泻法，留针30～40分钟，每5分钟运针1次。

● **太冲方**

【组成】双太冲。

【主治】气滞型胆绞痛。

【用法】毫针针刺，行泻法，留针30～40分钟，每5分钟运针1次。

● **神阙方**

【组成】神阙。

【主治】急性胆囊炎、胆石症引起的胆绞痛。

【用法】温和灸，每次灸15分钟。

● **四迎方**

【组成】四白，迎香。

【主治】胆道蛔虫引起的胆绞痛。

【用法】毫针针刺，四白透迎香，得气后行强泻法，留针30分钟，每5分钟运针1次。

● **至阳方**

【组成】至阳。

【主治】胆道蛔虫引起的胆绞痛。

【用法】毫针针刺，深度1～1.5寸，留针30分钟，每5分钟运针1次。

● **鸠分方**

【组成】鸠尾，水分。

【主治】胆道蛔虫引起的胆绞痛。

【用法】用5～7寸毫针，从鸠尾向水分透刺，行捻转泻法，直到痛止为度。

● **头感方**

【组成】右头临泣，头针左感觉区中2/5。

【主治】各种类型胆绞痛。

【用法】毫针针刺，行捻转泻法，留针40～60分钟，每5分钟运针1次。

● **灵台方**

【组成】灵台。

【主治】胆道蛔虫引起的腹痛。

【用法】毫针针刺，行泻法，留针30～40分钟，每10分钟运针1次。

● **腓后方**

【组成】右腓后点。

【主治】胆绞痛。

【用法】在腓骨小头后下1.5～2寸的压痛点（即腓后点），用毫针针刺，行泻法，留针30分钟，每5分钟运针1次。

● **手针方**

【组成】手针左胆点。

【主治】各种原因引起的胆绞痛。

【用法】在手背中渚后0.5寸的胆点毫针针刺，行泻法，留针30分钟，每5分钟运针1次。

● **脐针方**

【组成】脐针胆区。

【主治】急性胆囊炎或胆石症引起的胆绞痛。

【用法】毫针针刺，行泻法，留针20～30分钟，每5分钟运针1次。

● **腕踝针方**

【组成】腕踝针右上2、右下2。

【主治】胆绞痛。

【用法】毫针横刺，留针60分钟。

● **第二掌骨疗法**

【组成】左肝。

【主治】胆绞痛。

【用法】毫针针刺，行泻法，留针30分钟，每5分钟运针1次。

第十八节 面瘫

一、诊断依据

（1）口角歪向一侧，面部麻痹，面部或乳突区疼痛，咀嚼时食物滞留于患侧齿颊之间，迎风流泪。

（2）检查可见额纹消失，眼裂增大，鼻唇沟消失，口角下垂，病侧不能做蹙额、皱眉、闭眼、露齿、吹哨、鼓腮等动作。

二、辨证

（1）风热侵袭证：口眼歪斜，面部松弛无力，时头痛、耳后痛，舌红，苔黄，脉弦数。

（2）风寒侵袭证：口眼歪斜，面部发紧，流泪，倦怠嗜卧，恶风，舌淡，苔白，脉浮紧。

（3）风痰阻络证：口眼歪斜，闭目露睛，面部麻木，有痰涎，胸闷，头重，舌苔白腻，脉弦滑。

（4）气滞血瘀证：口眼歪斜，性情急躁，头痛，舌暗，苔薄白，脉弦或涩。

三、治疗

● **四翳方**

【组成】四关穴，翳风。

【主治】各种原因引起的面瘫。

【用法】毫针针刺，行泻法，留针30分钟，每日1次。

● **外耳方**

【组成】患侧外耳道。

【主治】风寒侵袭证或风痰阻络证面瘫。

【用法】以5寸长竹笔管，插入耳道内，外以面粉塞四周，竹管外头以艾绒灸，每次5～7壮，每日1次。

● **眼针方**

【组成】眼针上焦区、胃区，均患侧。

【主治】各种原因引起的面瘫。

【用法】毫针针刺，留针20分钟，每日1次。

● **内颊方**

【组成】患侧内颊车。

【主治】各种类型面瘫。

【用法】在口腔内正对颊车穴的内颊车用三棱针点刺，深度约0.1寸，然后挤压出血，温开水漱口，每隔2日1次。

● **耳针方**

【组成】耳针双耳尖、双面颊区。

【主治】风热侵袭证或气滞血瘀证面瘫。

【用法】三棱针点刺出血，两耳交替使用，隔日1次。

● **火针方**

【组成】太阳、地仓、天牖、下关，均患侧。

【主治】风寒侵袭证面瘫。

【用法】火针针刺，每3日1次。

● **劳宫方**

【组成】双劳宫。

【主治】面瘫久治不愈者。

【用法】毫针针刺，行平补平泻法，留针30分钟，每日1次。

病案选录

郑某某，男，27岁，干部。初诊日期：1990年10月11日。

主诉：右口角向左侧歪斜8天。

病史摘要：患者8天前因打球后淋冷水浴，第2天早起发现右口眼歪斜，咀嚼时食物滞于内颊，流泪。

检查：口角向左歪，讲话尤明显，右额纹消失，鼻唇沟变浅，不能皱眉、露齿，右眼闭合不全，眼裂约3 mm；舌淡红，苔薄白，脉紧。

中医诊断：面瘫。

西医诊断：右周围性面神经麻痹。

辨证：风寒侵袭证。

治则：祛风散寒通络。

取穴：四关穴，右阳白，右翳风，右地仓，牵正。

治疗经过：针刺四关穴、阳白、翳风，行泻法，留针20分钟；艾灸牵正、地仓各3壮。每日1次，共治疗10次而愈。

第十九节　膝关节增生性关节炎

一、诊断依据

（1）膝关节疼痛，以上下楼梯或下蹲尤甚，或久坐起身明显，关节可红肿。

（2）逢阴雨天加剧，多发于中老年人群。

（3）X线检查示膝关节增生。

二、辨证

（1）风湿型：膝关节肿痛，无灼热感，呈游走性痛，关节屈伸不利，舌苔白，脉濡滑。

（2）寒湿型：膝关节疼痛，逢寒加剧，得热则舒，痛处固定，日轻夜重，关节不可屈伸，局部有冷感，舌苔白，脉弦紧。

（3）湿热型：膝关节红肿热痛，活动受限，口干，心烦，舌红，苔黄燥，脉滑数。

（4）痰瘀阻络型：体形肥胖，关节肿痛，局部怕冷，痰多，舌胖暗，苔白腻，脉滑。

（5）肾虚血瘀型：膝关节疼痛日久，酸软乏力，伴有腰痛，夜尿多，舌淡暗，苔白，脉弦细。

三、治疗

● **曲池方**

【组成】曲池，左病取右，右病取左。

【主治】湿热型膝关节增生性关节炎。

【用法】毫针针刺，行泻法，留针30分钟，每5分钟运针1次。也可用三棱针刺络放血。每日1次。

● **环中方**

【组成】环跳、委中，均患侧。

【主治】湿热型、风湿型膝关节增生。

【用法】环跳毫针针刺，行泻法，留针20分钟；委中三棱针刺络。每日1次。

● 火针方

【组成】双脾俞，膀胱俞，膝阿是。

【主治】风湿型、寒湿型、痰瘀阻络型和肾虚血瘀型膝关节增生性关节炎。

【用法】火针点刺，每3日1次。

● 大人方

【组成】双大陵，双人迎。

【主治】痰瘀阻络型膝关节增生。

【用法】毫针针刺，行泻法，留针30分钟，每日1次。

● 眼针方

【组成】眼针下焦区、胆区，均患侧。

【主治】各种类型膝关节增生性关节炎。

【用法】毫针针刺，以得气为度，留针15分钟，每日1次。

● 脐针方

【组成】脐针肾区，胆区。

【主治】各种类型的膝关节增生。

【用法】毫针针刺，行平补平泻法，每日1次。

● 耳尖方

【组成】耳尖，取健侧。

【主治】膝关节增生性关节炎疼痛、活动受限。

【用法】毫针针刺，行捻转泻法，留针15分钟，留针时嘱患者活动膝关节，出针时挤出几滴血，每日1次。

● 面针方

【组成】面针膝穴，取患侧。

【主治】膝关节增生疼痛。

【用法】在耳垂与下颌角线中下1/3交界处的膝穴毫针针刺，行泻法，留针15～30分钟，每日1次。

病案选录

张某某，男，56岁，香港人。初诊日期：1990年6月1日。

主诉：双膝酸痛反复发作3年，加剧2个月。

病史摘要：患者双膝关节疼痛3年，以上下楼梯明显，逢阴雨天加剧，经服消炎止痛西药治疗，症状时好时坏。近2个月加剧，双膝肿痛，行走困难，不能下蹲，局部无灼热感，无腰痛。

检查：体形肥胖，双膝关节肿胀，局部有多处压痛，膝关节屈伸障碍；舌淡暗，苔白，脉滑弦；X线检查示双膝关节增生。

中医诊断：痹证。

西医诊断：双膝关节肥大性关节炎。

辨证：痰瘀阻络。

治则：化痰活血，通络止痛。

取穴：双脾俞，双膀胱俞，双膝阿是。

治疗经过：火针点刺上方，针刺后膝痛即刻减轻。第3天复诊时，双膝肿消减，疼痛减轻。守原方治疗6次，双膝关节肿痛消失。1991年4月因右拇指关节肿痛返广州针灸时，双膝关节疼痛无复发。

第二十节　肱骨外上髁炎

一、诊断依据

（1）肘关节外侧疼痛，可向前臂外侧放射；扫地、提壶、拧毛巾时疼痛加重；提物无力，容易损落。

（2）肘关节无红肿，但活动受限。

（3）肱骨外上髁处有一局限而敏感的压痛点。伸肌腱牵拉试验阳性，即伸肘、握拳、屈腕，再将前臂旋前，产生外侧剧痛。

二、辨证

（1）手阳明型：肘痛，握拳时向前臂外侧前缘放射性痛。

（2）手太阳型：肘痛，握拳时向前臂外侧后缘放射性痛。

（3）手少阳型：肘痛，握拳时向前臂外侧中间放射性痛。

三、治疗

● **阳陵泉方**

【组成】阳陵泉，对侧。

【主治】肱骨外上髁炎。

【用法】毫针针刺，行泻法，留针30分钟，每日1次。

● **眼针方**

【组成】眼针上焦区，取患侧。

【主治】肱骨外上髁炎。

【用法】毫针针刺，以得气为度，留针15分钟。边旋针边嘱患者活动前臂，每日1次。

● **火针方**

【组成】阿是，大椎。

【主治】肱骨外上髁炎。

【用法】火针点刺，每3日1次。

● **手针方**

【组成】手针双肘肩点。

【主治】肱骨外上髁炎。

【用法】在手背、中指掌指关节骨尖中央取穴，毫针针刺，先针健侧，后针患侧，行泻法，留针20分钟，每日1次。

❈ 病案选录 ❈

陈某某，女，49岁，工人。初诊日期：1993年3月7日。

主诉： 右肘关节疼痛、屈伸不利3个月。

病史摘要： 患者无明显诱因出现右肘关节疼痛3个月，活动受限，提物无力，扫地、拧毛巾时疼痛加剧，经外敷中药、封闭

192

治疗无明显好转。

检查：右肱骨外上髁微肿，局部压痛明显，握拳时疼痛向前臂外侧中间放射；舌淡红，苔白，脉细。

中医诊断：肘痹。

西医诊断：右肱骨外上髁炎。

辨证：手少阳型。

治则：温散寒湿，通络止痛。

取穴：左内关，右肘阿是。

治疗经过：先针刺内关，行平泻法，一边针刺一边嘱患者活动右肘关节，留针15分钟出针，再火针点刺右肘阿是。第3天复诊时肘痛减轻，活动好转。守原方治疗，每3日1次，共治疗10次而愈。

第二十一节 头痛

一、诊断依据

（1）头颅上半部即眉以上至枕下部区域内的疼痛。

（2）可以是外感或内伤杂病，以头痛为主症。

（3）包括偏头痛，肌紧张性头痛，枕后神经痛，外伤性头痛，颅内低压性头痛，颞动脉炎，功能性头痛，癫痫性头痛等。

二、辨证

（1）风寒头痛：头痛连及项背，伴风寒表证。

（2）风热头痛：头痛而胀，甚则如裂，伴风热表证。

（3）风湿头痛：头痛如裹，肢体困重，胸闷纳呆，便溏，苔白腻，脉濡。

（4）肝阳头痛：头痛而眩，时作筋掣，两侧为重，心烦，口苦，胁痛，舌红，苔薄黄，脉弦或弦细数。

（5）气虚头痛：头痛绵绵，时发时止，遇劳加剧，乏力，口淡纳差，脉大无力。

（6）血虚头痛：头痛而眩，面色少华，心悸，舌质淡，苔薄，脉细。

（7）肾虚头痛：头痛且空，每兼眩晕，腰酸耳鸣，脉沉细无力。

（8）痰浊头痛：头痛昏蒙，胸脘痞闷，纳呆呕恶，舌苔白腻，脉滑或弦滑。

（9）血瘀头痛：头痛经久不愈，痛处固定，如锥如刺，舌有瘀斑，脉细或细涩。

（10）太阳头痛：多为后头痛，下连于项，目胀痛。

（11）阳明头痛：多为前额及眉棱等处痛。

（12）少阳头痛：多在头之两侧，并连及耳部，口苦，善太息。

（13）太阴头痛：头痛，健忘，按、摸找不到一定的疼痛部位。

（14）少阴头痛：头痛而沉重，眩晕。

（15）厥阴头痛：巅顶头痛，或连目系，心悲伤，好哭泣。

（16）督脉头痛：头痛，颅脑空虚，项强，目视不清。

三、治疗

● **四花方**

【组成】四花穴。

【主治】偏头痛。

【用法】直接艾灸，每穴7壮，每日1次。也可挑治，每周1次。

● **缪刺方**

【组成】痛点缪刺。

【主治】偏头痛。

【用法】先找最痛点，再在健侧对应点毫针针刺，行泻法，留针20分钟。

● **四关方**

【组成】四关穴。

【主治】肝阳上亢或血瘀头痛。

【用法】毫针针刺，行泻法，留针30分钟，每日1次。

● **眼针方**

【组成】眼针双上焦区。

【主治】各种类型头痛。

【用法】毫针针刺，以得气为度，留针15分钟，每日1次。

● **头针方**

【组成】头针血管舒缩区、感觉区。

【主治】各种类型头痛。

【用法】毫针斜刺，行捻转泻法，留针20～30分钟，每5分钟运针1次，每日1次。

● **对四缝方**

【组成】手背食指、中指、无名指、小指指背与四缝穴相对应处。

【主治】偏正头痛。

【用法】毫针针刺，行泻法，留针20分钟，每日1次。

● **第二掌骨疗法**

【组成】头穴。

【主治】各种类型头痛。

【用法】毫针针刺，行平补平泻法，留针15～30分钟，每日1次。

● **脐针方**

【组成】脐针肾区、肝区。

【主治】肾虚型、肝阳上亢型、督脉型头痛。

【用法】毫针针刺，行平补平泻法，留针15～30分钟，每日1次。

● **足针方**

【组成】足针头区、心区、肾区。

【主治】偏正头痛。

【用法】毫针针刺，行泻法，留针30分钟，每日1次。

黄某某，女，35岁，干部。初诊日期：1993年4月29日。

主诉： 右枕部向右侧头痛1个月。

病史摘要： 患者出现右枕部向右侧头痛1个月，疼痛呈刀割样放射痛，呈发作性加剧，打喷嚏时更甚，经服小柴胡汤加味及消炎药治疗无效；痰多而白。

检查： 枕大神经出口处及耳上颞部角孙穴压痛明显；舌红，苔白，脉滑弦。

中医诊断： 头痛。

西医诊断： 枕大神经痛。

辨证： 痰浊阻络型。

治则： 清化痰浊，通络止痛。

取穴： 右耳尖。

治疗经过： 经针刺风池、太冲及梅花针点刺14次无效，5月12日改用右耳尖刺络，治疗后右头痛减轻。守原方治疗3次而愈。

第二十二节　肩周炎

一、诊断依据

（1）肩部疼痛，逐渐加重，夜晚尤甚，影响睡眠，疼痛可牵涉到颈部、肩胛部、三角肌上臂等。

（2）肩部活动逐渐受限，主要是外展、上举、外旋和内旋受限，手不能插裤袋，不能提裤、扎腰带，不能梳头、摸背和穿衣。

（3）在喙突、肩峰下、结节间沟、三角肌处、冈下窝、肩胛骨外缘、冈上窝处触及硬性索条，并有明显压痛。

二、辨证

（1）寒湿型：肩关节疼痛，夜甚，局部得热则舒，局部有冷感，舌淡红，苔白厚腻，脉弦紧。

（2）湿热型：肩关节肿痛，拒按，活动受限，口干，舌红，苔黄厚，脉滑数。

（3）气滞血瘀型：肩关节疼痛，痛如针刺，活动受限，舌暗有瘀点，脉涩。

（4）气虚血瘀型：肩关节疼痛日久，局部肌肉萎缩，身倦，乏力，舌淡暗，苔白，脉细涩。

（5）手太阴型：肩部臑臂内侧疼痛，痛引缺盆，可放射达拇指，肩关节活动受限，肩关节以外旋、后伸障碍为主，肩前、中府、尺泽等有压痛。

（6）手阳明型：肩峰臑臂外前廉疼痛，痛引肘臂及食指，肩关节活动以外展、上举障碍为主，肩髃、曲池等有压痛。

（7）手太阳型：肩臑后廉及肩胛牵涉痛，痛引颈部，可放射达肘臂外侧及小指，肩关节活动以内收、内旋障碍为主，天宗、肩贞、秉风等有压痛。

（8）手少阳型：肩关节外廉痛，痛引颈项及无名指，肩髃、翳风、天井有压痛。

（9）手少阴型：肩前内侧痛，痛引腋部及中指，肱二头肌及曲泽有压痛，时有心悸。

三、治疗

● 居髎方

【组成】居髎，取健侧。

【主治】肩周炎肩痛引胸臂不得上举。

【用法】毫针针刺，行泻法，留针20分钟，每5分钟运针1次，每日1次。

● 天窗方

【组成】天窗，取患侧。

【主治】手太阳型肩周炎。

【用法】毫针针刺，进针0.5～1寸，使针感到肩部，留针10分钟，隔日1次。

● 阴陵泉方

【组成】阴陵泉，取患侧。

【主治】手太阴型肩周炎。

【用法】毫针针刺，进针1.5寸，用提插泻法，得气后嘱患者活动肩部，行针2分钟后留针15分钟，每日1次。

● 阳陵方

【组成】阳陵泉，取健侧。

【主治】手少阳型肩周炎。

【用法】毫针针刺，进针1寸，行徐疾泻法，得气后嘱患者活动肩部，留针30分钟，每5分钟运针1次，每日1次。

● 老柱方

【组成】养老，天柱，均取患侧。

【主治】手太阳型肩痛如折。

【用法】毫针针刺，行泻法，留针20分钟，每5分钟运针1次，每日1次。

● 眼针方

【组成】眼针上焦区。手阳明型加大肠区，手太阳型加小肠区，手太阴型加肺区，手少阴型加心区。

【主治】肩周炎。

【用法】毫针针刺，以得气为度，留针15分钟，针刺时嘱患者活动肩部，每日1次。

● 火针方

【组成】患侧肩三针，大椎，双膈俞。

【主治】寒湿型肩周炎。

【用法】火针点刺，每3日1次。

● 挑治方

【组成】患侧肩三针，大椎，双膈俞。

【主治】各种类型肩周炎久治不愈者。

【用法】挑针挑治，每周1次。

● 中平方

【组成】中平穴，取健侧。

【主治】气滞血瘀型或手阳明型肩周炎。

【用法】在足三里下1寸的中平穴，用28号2.5～5寸毫针直刺，用力提插捻转，行重泻法，行针30秒钟后嘱患者活动上肢，留针30分钟，隔日1次。

● **三针透穴方**

【组成】养老，内关，阳陵泉，阴陵泉，条口，承山，均患侧。

【主治】肩周炎。

【用法】毫针针刺，养老透内关，阳陵泉透阴陵泉，条口透承山，行泻法，留针20分钟，每日1次。

● **腕踝针方**

【组成】腕踝针上4、上5、上6，均患侧。

【主治】肩周炎。

【用法】毫针针刺，留针30分钟，针刺时嘱患者活动肩部，每日1次。

● **唇针方**

【组成】唇针上焦区。

【主治】各种类型肩周炎。

【用法】毫针针刺，行泻法，留针20分钟，针刺时嘱患者活动肩关节，每日1次。

病 案 选 录

周某某，男，54岁，工人。初诊日期：1990年6月16日。

主诉：双肩关节疼痛2月余。

病史摘要：患者无明显诱因出现双肩关节疼痛，逐渐加剧，夜晚尤甚，活动受限，影响睡眠，经服桂枝汤加味治疗未见好转。

检查：左肩髃、右肩贞压痛明显，双上肢外展上举肩水平上10°角阳性；舌淡暗，苔薄白，脉弦。

中医诊断：肩痹。

西医诊断：双肩周炎。

辨证：气滞血瘀型。

治则：行气，活血，祛瘀通络。

取穴：双阳陵泉。

治疗经过：针刺上方，得气后行泻法，一边针刺一边嘱患者活动肩关节，约8分钟后肩痛减轻，外展上举肩水平35°角，留针20分钟。18日复诊，肩痛已好转，夜能安睡。守原方治疗4次而愈。

第二十三节　腰痛

一、诊断依据

（1）腰段部位疼痛。

（2）急性损伤：①腰部急性跌打、扭伤或撞伤；②脊柱腰段呈保护性体位，腰部活动明显受阻，活动时疼痛加剧；③局部可肿胀，压痛点局限或较广泛；④腰肌紧张或痉挛，伴有腰部、臀部或下肢牵涉性痛。

（3）慢性腰痛。腰部隐痛、酸痛或钝痛，疼痛反复发作，每因体位不当、劳累过度、天气转变加重。也有部分以久坐时或清晨睡醒时腰痛。

（4）包括腰肌筋膜损伤，如急性腰扭伤、棘上韧带损伤、棘间韧带损伤、腰背筋膜疼痛综合征等；脊柱病变，如肥大性脊柱炎等。

二、辨证

（1）寒湿型：腰部冷痛重着，转侧不利，逐渐加重，静卧不减或加重，遇阴雨天加剧，舌苔白腻，脉沉而迟缓。

（2）湿热型：腰痛，局部有热感，热天明显，口渴，舌红，苔黄腻，脉濡数。

（3）肾虚型：腰部疼痛反复发作，腿膝乏力，遇劳加甚，卧则减轻。偏阳虚者兼有面色㿠白，手足不温，舌淡，脉沉细；

偏阴虚者兼有心烦失眠，口燥咽干，手足心热，舌红，脉弦细数。

（4）气滞型：腰痛连胁腹胀满，似有气滞，忽聚忽散，不能久立行走，舌红，脉弦或沉弦。

（5）血瘀型：腰痛如刺，痛处固定，轻则俯仰不便，重则因痛不能行走、转侧，痛处拒按，日轻夜重，舌紫暗或有瘀斑，脉涩。

（6）足太阳型：两侧腰痛，痛连腰椎尾椎，如负重状，低头加重。

（7）足阳明型：腰痛不能转动回顾，腹胀，饥不欲食。

（8）足少阳型：腰痛如针刺其皮肤，逐渐加剧，不可俯仰及转侧。

（9）足太阴型：腰痛引及少腹或季肋，不能仰身深呼吸。

（10）足少阴型：腰痛牵引至脊内，不可俯仰屈伸，甚则腰向后弯。

（11）足厥阴型：腰痛，腰部强急，小腹胀满，不可以俯仰，胁下满，左关脉弦。

（12）督脉型：腰痛脊强，不能左右转侧、俯仰、弯腰。

（13）任脉型：腰痛不能后仰。

（14）带脉型：腰痛，腹胀，腰部弛缓无力。

（15）冲脉型：腰痛如有横木居中，烦热，小便频。

三、治疗

● 眼针方

【组成】眼针双肾区、双膀胱区。

【主治】急性腰扭伤、腰肌劳损。

【用法】毫针针刺，得气后留针15～20分钟，每日1次。

● 耳尖方

【组成】双耳尖。

【主治】急性腰损伤。

【用法】毫针针刺，行捻转泻法，连续运针5～10分钟，一边运针一边嘱患者活动腰部，出针后挤出几滴血，每日1次。

● **后溪方**

【组成】双后溪。

【主治】急性腰扭伤，疼痛牵引臀部，步履艰难。

【用法】毫针针刺，行泻法，留针20分钟，每5分钟运针1次，每日1次。

● **太冲方**

【组成】双太冲。

【主治】急性腰扭伤，不可俯仰，小腹胀满者，或气滞型慢性腰痛。

【用法】毫针针刺，行泻法，留针15分钟，每5分钟运针1次，每日1次。

● **威灵方**

【组成】威灵穴。

【主治】急性腰扭伤。

【用法】在离手背腕横纹1.5寸第2、3掌骨之间，第2指伸肌腱桡侧凹陷处的威灵穴，用毫针针刺，行捻转泻法，针刺得气后嘱患者做俯仰、转侧、下蹲等动作，留针20分钟。

● **闪腰方**

【组成】闪腰穴。

【主治】急性腰扭伤。

【用法】在桡骨茎突与肱骨外上髁连线中上1/4的交界处闪腰穴，毫针针刺，行泻法，留针20分钟。

● **火针方**

【组成】双肾俞，双三焦俞，腰阳关，命门。

【主治】急性腰扭伤、寒湿型或肾阳虚型慢性腰痛。

【用法】火针点刺，隔2日1次。

● **上都方**

【组成】上都穴。

【主治】急性腰扭伤。

【用法】在手背第2、3指掌关节之间的上都穴用毫针向掌心刺1～1.5寸，行捻转泻法，留针20分钟，每日1次。

● **曲池方**

【组成】双曲池穴。

【主治】急性腰扭伤，腰肌劳损。

【用法】毫针针刺，行泻法，留针15～20分钟，每日1次。

● **印堂方**

【组成】印堂穴。

【主治】急性腰扭伤，腰部正中痛。

【用法】毫针针刺，行泻法，留针20分钟，每日1次。

● **四神聪方**

【组成】四神聪。

【主治】急性腰扭伤。

【用法】毫针横刺，行捻转泻法，50～60次/min，留针20分钟，每日1次。

● **外劳宫方**

【组成】外劳宫，取健侧。

【主治】急性腰扭伤。

【用法】毫针针刺，行泻法，留针15分钟，每日1次。

● **头临泣方**

【组成】双头临泣。

【主治】足少阳型急性腰肌扭伤。

【用法】毫针向后斜刺0.5寸，留针15分钟，每日1次。

● **中平方**

【组成】中平穴。

【主治】急性腰扭伤。

【用法】毫针针刺，左痛刺右，右痛刺左，行泻法，留针20分钟，每日1次。

● **神阙方**

【组成】神阙穴。

【主治】急性腰扭伤，肾虚型、寒湿型或气滞血瘀型慢性腰痛。

【用法】悬灸，10～15分钟，每日1次。

● 脐针方

【组成】脐针肾区、肝区。

【主治】急性腰扭伤，各种类型慢性腰痛。

【用法】毫针针刺，行平补平泻法，留针20分钟，每日1次。

● 四天方

【组成】四关穴，双天枢。

【主治】气滞血瘀型腰痛。

【用法】毫针针刺，行泻法，留针20分钟，每日1次。

● 条口方

【组成】双条口。

【主治】足阳明型急性腰扭伤。

【用法】毫针针刺，深入2～2.5寸，得气后嘱患者活动腰部，行泻法，留针10～15分钟。

● 大包方

【组成】大包穴，取患侧。

【主治】急性腰扭伤。

【用法】毫针向腰部方向斜刺5分深，行捻转泻法，留针20分钟，每日1次。

● 手三里方

【组成】手三里，取健侧。

【主治】急性腰扭伤。

【用法】毫针针刺，行泻法，留针15～30分钟，每日1次。

● 鸠尾方

【组成】鸠尾穴。

【主治】任脉型急性腰扭伤。

【用法】毫针针刺，行平补平泻法，留针15分钟，每日1次。

● 第二掌骨疗法

【组成】双腰。

【主治】各种类型腰痛。

【用法】毫针针刺，行泻法，留针20分钟，每日1次。

● 支沟方

【组成】支沟穴，取健侧。

【主治】足少阳型急性腰扭伤。

【用法】毫针针刺，行泻法，留针15～30分钟，每日1次。

病案选录

叶某某，女，31岁，工人。初诊日期：1993年12月10日。

主诉： 腰痛8个月。

病史摘要： 患者8个月前因腰部扭伤后疼痛，外敷治疗无效，以久卧或劳累加剧，局部胀痛感，弯腰尤甚；胃纳可，二便调。

检查： 腰3、腰4椎间压痛明显，拾物试验阳性；舌淡，苔薄白，脉沉弦；X线检查示腰部未见异常。

中医诊断： 腰痛。

西医诊断： 第3、4腰椎棘间韧带劳损。

辨证： 气滞型。

治则： 行气通经，止痛。

取穴： 四关穴，水分。

治疗经过： 开始取肾俞、腰阳关火针无效。12月13日改用针刺四关穴加水分，行泻法，留针20分钟，出针后腰痛即时减轻。守原方治疗6次后疼痛消失。

第二十四节　坐骨神经痛

一、诊断依据

（1）腰部或臀部向大腿后侧、小腿后外侧放射性疼痛，持续性发作或阵发性加重，行走、弯腰加重。

（2）患者在咳嗽、喷嚏、用力、排便、劳累或遇阴雨天时疼痛加剧。

（3）下肢远端出现麻木。

（4）腰部活动范围选择性受阻。

（5）腰阳关、大肠俞、环跳、承扶、委中、阳陵泉、昆仑等可有压痛。直腿抬高试验、直腿抬高屈踝试验、屈颈试验可阳性。

（6）包括原发性坐骨神经感染、梨状肌综合征、腰椎骨质增生、骶髂关节炎等，临床可配合X线检查或CT检查以确诊。

二、辨证

（1）风湿型：腰臀及下肢放射性痛，活动受限，天气转变加剧，舌淡，苔白，脉濡滑。

（2）寒湿型：腰臀及下肢放射性痛，遇寒加剧，得热则舒，日轻夜重，下肢可有凉感，舌淡，苔白，脉弦紧。

（3）湿热型：腰臀及下肢放射性痛，夜甚，呈灼热感，口干，舌红，苔黄，脉滑数。

（4）气滞血瘀型：有扭伤或外伤史，腰臀及下肢放射性痛，呈刀割样，腰部呈保护性体位，舌暗，苔薄白，脉弦或涩。

（5）足太阳型：腰臀沿大腿后侧、小腿后侧放射性疼痛。

（6）足少阳型：腰臀沿大腿外侧、小腿外侧放射性疼痛。

三、治疗

● 眼针方

【组成】眼针下焦区、膀胱区、胆区，均患侧。

【主治】各种类型坐骨神经痛。

【用法】毫针针刺，以得气为度，留针10～20分钟，每日1次。

● 手针方

【组成】手针坐骨神经点，取健侧。

【主治】各种类型坐骨神经痛。

【用法】毫针针刺，行泻法，留针10～20分钟，每日1次。

● **耳针方**

【组成】耳针坐骨神经、臀、腰椎、骶椎。

【主治】湿热型或气滞血瘀型坐骨神经痛。

【用法】三棱针点刺出血，隔日1次，左右耳交替。

● **背俞方**

【组成】双脾俞，双膀胱俞。

【主治】寒湿型或气滞血瘀型坐骨神经痛。

【用法】直接灸，每穴7壮，每日1次。也可用火针点刺或挑治法。

● **口针方**

【组成】口针坐骨神经穴、大腿穴、小腿穴，均患侧。

【主治】各种类型坐骨神经痛。

【用法】坐骨神经穴位于下颌两侧、第1磨牙与第2磨牙之间、牙龈下方黏膜处，大腿穴位于下颌两侧、第2双尖牙与第1磨牙之间、牙龈下方黏膜处，小腿穴位于下颌两侧、尖牙与第1双尖牙之间、牙龈下方黏膜处。用毫针针刺，沿唇及下颌骨之间进针，针尖向下，深入1~1.5寸，留针30分钟，每日1次。

● **睛宫方**

【组成】睛明，听宫，均患侧。

【主治】各种类型坐骨神经痛。

【用法】毫针针刺，留针20分钟，每日1次。

● **第二掌骨疗法**

【组成】腰穴、腿穴，均健侧。

【主治】各种类型坐骨神经痛。

【用法】毫针针刺，若足太阳型向后溪透刺，若足少阳型向劳宫透刺，行捻转泻法，留针30分钟，每日1次。

● **脐针方**

【组成】脐针胆区、膀胱区。

【主治】风湿或寒湿型坐骨神经痛。

【用法】温针法，每日1次。

梁某某，男，26岁，工人。初诊日期：1990年4月21日。

主诉：左臀向左大腿、小腿后侧放射性痛15天。

病史摘要：患者无明显诱因出现左臀向大腿、小腿后侧放射性疼痛15天，行走活动受限，夜晚痛甚不能转侧，夜不能眠，下肢有凉感，经服双氯芬酸钠肠溶片治疗未见减轻。

检查：左气海俞、环中、委中、承扶压痛明显，左直腿抬高试验30°角阳性，双侧"4"字试验阴性；舌淡红，苔白，脉弦。

中医诊断：痹证。

西医诊断：左坐骨神经痛。

辨证：寒湿型。

治则：温散寒湿，通络止痛。

取穴：腰四穴，承扶，承山。

治疗经过：火针点刺上方穴，隔日1次，经治疗6次后诸症消失。

第二十五节　颈痛

一、诊断依据

（1）因睡眠姿势不良、受凉、天气转变、损伤、退变引起。

（2）颈部一侧或两侧疼痛、僵硬，活动受限；局部可轻度肿胀，明显压痛；可伴有头痛，头晕，心悸，肩部和上肢放射性疼痛，手麻。

（3）包括落枕、颈部急性软组织损伤、颈部肌筋膜疼痛综合征、颈椎病等，临床配合X线检查以确诊。

二、辨证

（1）风寒侵袭型：颈部一侧疼痛，僵硬，活动受限，伴全身骨疼痛，或伴有风寒表证，舌淡，苔白，脉浮紧。

（2）寒湿型：颈项疼痛，活动受限，天气变冷或阴雨天加剧，舌苔白腻，脉濡迟。

（3）湿热型：颈项疼痛，局部有灼热感，局部肿胀、压痛，拒按，口干，心烦，舌苔黄腻，脉濡数。

（4）气滞血瘀型：颈项疼痛，活动受限，不可俯仰、转侧，局部肿胀、压痛，舌暗，苔薄白，脉弦或涩。

（5）痰瘀阻络型：颈项疼痛，伴肩、上焦放射性疼痛，有痰，胸脘满闷，舌淡暗，苔白腻，脉滑弦。

（6）肾虚型：颈项疼痛，伴腰膝酸软，夜尿多，舌淡红，苔薄白，脉沉。

三、治疗

● **承浆方**

【组成】承浆。

【主治】颈部软组织扭伤痛。

【用法】毫针针刺，行捻转泻法，留针15分钟，每5分钟运针1次，每日1次。

● **阳陵泉方**

【组成】阳陵泉，取对侧。

【主治】落枕。

【用法】毫针针刺，行泻法，留针20分钟，每5分钟运针1次，每日1次。

● **眼针方**

【组成】眼针上焦区、小肠区，均患侧。

【主治】各种原因引起的颈痛。

【用法】毫针针刺，以得气为度，留针15分钟，每5分钟运针1次，每日1次。

● **手针方**

【组成】手针颈中，取患侧。

【主治】各种原因引起的颈痛。

【用法】在手背拇指第1节与第2节中线的中点为颈中穴，毫针针刺，行捻转泻法，留针20分钟，每5分钟运针1次，每日1次。

● **内关方**

【组成】双内关。

【主治】气滞血瘀型颈痛。

【用法】毫针针刺，行泻法，留针20分钟，每5分钟运针1次，每日1次。

● **悬钟方**

【组成】悬钟，取患侧。

【主治】落枕。

【用法】毫针针刺，行泻法，留针15～20分钟，每5分钟运针1次，每日1次。

● **大新方**

【组成】大椎，双新设，双肩外俞。

【主治】颈椎病及颈部肌筋膜疼痛综合征。

【用法】挑治，每周1次。

● **阴谷方**

【组成】双阴谷。

【主治】肾虚型颈椎病。

【用法】毫针针刺，行补法，留针30分钟，每5分钟运针1次，每日1次。

● **足三里方**

【组成】足三里，取患侧。

【主治】落枕。

【用法】毫针针刺1.5寸，行泻法，留针20分钟，每5分钟运针1次，每日1次。

● **手三里方**

【组成】手三里，取患侧。

【主治】落枕。

【用法】毫针针刺1.2寸，行泻法，留针15～30分钟，每5分钟运针1次，每日1次。

● **外关方**

【组成】外关穴，取健侧。

【主治】落枕。

【用法】毫针针刺，行泻法，留针15分钟，每5分钟运针1次，每日1次。

● **大包方**

【组成】大包穴，取患侧。

【主治】颈部软组织扭伤。

【用法】毫针向上斜刺，行捻转泻法，留针20分钟，每5分钟运针1次，每日1次。

● **下都方**

【组成】下都穴，取患侧。

【主治】颈部软组织损伤。

【用法】在手背第4、5掌骨小头之间为下都穴，毫针向掌面进针1～1.2寸，行泻法，留针10～15分钟，每5分钟运针1次，每日1次。

● **火针方**

【组成】双新设，崇骨，大椎，肩外俞，阿是穴。

【主治】寒湿型颈痛。

【用法】火针点刺，隔2日1次。

● **脐针方**

【组成】脐针肾区。

【主治】颈部软组织扭伤或落枕。

【用法】毫针针刺，行平补平泻法，留针20分钟，每5分钟运针1次。

● **第二掌骨疗法**

【组成】颈点。

【主治】各种原因引起的颈痛。

【用法】毫针针刺，行泻法，留针30分钟，每5分钟运针1次，每日1次。

● **极泉方**

【组成】极泉穴，取患侧。

【主治】落枕。

【用法】毫针针刺，行泻法，留针15分钟，每5分钟运针1次，每日1次。

● **至阴方**

【组成】双至阴。

【主治】颈椎病两侧颈肌痛。

【用法】毫针针刺，行捻转泻法，留针20分钟，每5分钟运针1次，每日1次。

病案选录

卢某某，女，38岁，财务员。初诊日期：1992年7月10日。

主诉：颈项疼痛1年多，加剧1天。

病史摘要：患者颈椎病颈项疼痛反复发作1年多，每于劳累或天气转变加剧，经住院治疗症状好转3个月，7月9日上午因工作劳累又出现颈项疼痛并向双肩胛放射，夜不能寐，7月10日来求于针灸治疗。

检查：面容痛苦，颈肌紧张，颈3～颈6两侧均有压痛；舌尖红，苔黄，脉滑细略数；X线检查示颈3～颈7骨质增生。

中医诊断：痹证。

西医诊断：颈椎综合征。

辨证：肾虚伴湿热型。

治则：补肾，佐以清利湿热，通络止痛。

取穴：双至阴。

治疗经过：取上方针刺，行平补平得法，约5分钟后颈肩疼痛消失，留针15分钟后出针，配合梅花针点刺颈部。第2天颈项无痛，守原方治疗1次而愈。

第二十六节　踝关节扭伤

一、诊断依据

（1）有明显扭伤史。

（2）踝关节明显疼痛，逐渐加重，尤其活动时加剧，跛行明显，严重者不能站立或行走。

（3）局部压痛肿胀，以外踝前下方最明显，局部1～2天皮下出现青紫，1周左右消退。

（4）X线检查排除骨折及韧带断裂。

二、辨证

（1）足少阳型：外踝前肿痛，丘墟压痛明显。

（2）足阳明型：踝关节前面中间痛，解溪穴压痛明显。

（3）足太阴型：内踝前下方肿痛，商丘压痛明显。

（4）足太阳型：外踝外下后方肿痛，申脉、昆仑压痛明显。

（5）足少阴型：内踝内下、后方肿痛，照海、太溪压痛明显。

（6）足厥阴型：内踝前方肿痛，中封压痛明显。

三、治疗

● **交叉缪刺方**

【组成】取对侧手腕部穴位，足少阳型取阳池，足阳明型取阳溪，足太阳型取阳谷，足太阴型取太渊，足少阴型取神门，足厥阴型取大陵。

【主治】急性踝关节扭伤肿痛，活动受限。

【用法】毫针针刺，行捻转泻法，一边针刺，一边嘱患者活动踝关节，留针20分钟，每5分钟运针1次，每日1次。

● **眼针方**

【组成】眼针下焦区，足厥阴型取肝区，足少阳型取胆区，足太阳型取膀胱区，足太阴型取脾区，足阳明型取胃区，足少阴型取肾区，均取患侧。

【主治】急性踝关节扭伤肿痛。

【用法】毫针针刺，以得气为度，留针15分钟，每5分钟运针1次，每日1次。

● **手针方**

【组成】手针踝点，对侧。

【主治】急性踝关节扭伤肿痛。

【用法】在拇指桡侧、掌指关节赤白肉际为踝点，毫针针刺，行泻法，留针15分钟，每5分钟运针1次，每日1次。

● **火针方**

【组成】商丘、中封、解溪、丘墟、昆仑、太溪，均患侧。

【主治】踝关节扭伤后疼痛反复发作者。

【用法】火针点刺，隔2日1次。

● **第二掌骨疗法**

【组成】对侧足穴。

【主治】急性踝关节扭伤肿痛。

【用法】毫针针刺，行泻法，留针20分钟，每5分钟运针1次，每日1次。

● **耳针方**

【组成】耳针对侧踝点。

【主治】急性踝关节扭伤肿痛。

【用法】毫针针刺，行捻转泻法，留针15分钟，每5分钟运针1次，出针后局部挤出血，每日1次。

● **头针方**

【组成】头针足运感区。

【主治】急、慢性踝关节扭伤疼痛。

【用法】毫针针刺，行捻转泻法，留针30～40分钟，每5分钟运针1次，每日1次。

● **面针方**

【组成】面针胫穴，取患侧。

【主治】急性踝关节扭伤肿痛。

【用法】位于下颌角前方、下颌骨上缘为胫穴，毫针针刺，行泻法，留针30分钟，每日1次。

麦某某，女，55岁，干部。初诊日期：1992年5月2日。

主诉：右踝关节扭伤后肿痛4个月。

病史摘要：患者4个月前不慎踝关节扭伤，局部疼痛，行走尤甚，经X线检查未发现骨折，经外洗、内服中药治疗未见明显好转。

检查：右踝关节肿胀，右丘墟、足临泣、解溪压痛明显；舌淡暗，苔薄白，脉细。

中医诊断：伤筋。

西医诊断：右踝关节扭伤。

辨证：气滞血瘀（足少阳、足阳明型）。

治则：行气活血，祛瘀通络。

取穴：右丘墟，右解溪，右足临泣。

治疗经过：火针点刺上方穴，隔日1次，共治疗5次后踝关节肿痛消失，活动自如。

第二十七节 ● 腕关节扭伤

一、诊断依据

（1）腕关节有扭伤史。

（2）腕关节肿胀，疼痛，局部压痛，活动时加剧，活动受限。

（3）X线检查排除骨折或脱臼。

二、辨证

（1）手少阳型：腕关节背部中央疼痛，手掌背屈障碍，阳池有压痛。

（2）手太阳型：腕背尺侧疼痛，手腕内旋加剧，阳谷有压痛。

（3）手阳明型：腕背桡侧疼痛，手腕外旋或拇指跷起时加剧，阳溪有压痛。

（4）手少阴型：手腕横纹尺侧疼痛，握拳时加剧，神门有压痛。

三、治疗

● **交叉缪刺方**

【组成】取对侧踝关节部穴位，手少阳型取丘墟，手太阳型取昆仑，手阳明型取解溪，手少阴型取太溪。

【主治】急性腕关节扭伤疼痛，活动障碍。

【用法】毫针针刺，行捻转泻法，一边针一边嘱患者活动腕关节，留针20分钟，每5分钟运针1次，每日1次。

● **眼针方**

【组成】眼针上焦区，手太阳型加小肠区，手阳明型加大肠区，手少阴型加心区。

【主治】急性腕关节扭伤疼痛。

【用法】毫针针刺，以得气为度，留针15分钟，每5分钟运针1次，每日1次。

● **耳针方**

【组成】耳针对侧腕点。

【主治】急性腕关节扭伤。

【用法】毫针针刺，行捻转泻法，留针15分钟，每5分钟运针1次，出针后挤出血，每日1次。

● **火针方**

【组成】阳溪、阳池、阳谷、神门，均患侧。

【主治】腕关节扭伤后反复疼痛。

【用法】火针点刺，隔2日1次。

● **头针方**

【组成】头针对侧感觉区中2/5。

【组成】急性腕关节扭伤。

【主治】毫针针刺，行捻转泻法，留针30分钟，每5分钟运针1次，每日1次。

● 唇针方

【组成】唇针上焦区。

【主治】急性腕关节扭伤。

【用法】毫针针刺，行捻转泻法，留针10分钟，每5分钟运针1次，每日1次。

病案选录

何某某，男，35岁，干部。初诊日期：1994年1月19日。

主诉：右腕关节扭伤疼痛30天。

病史摘要：患者因不慎扭伤右腕关节，局部肿痛，经外敷中药肿消，但疼痛未除，以腕横纹尺侧痛明显，握拳或手掌内旋时加剧。

检查：手腕掌面尺骨桡侧缘及神门有压痛；舌尖红，苔薄白，脉弦。

中医诊断：伤筋。

西医诊断：右腕关节扭伤。

辨证：气滞血瘀（手少阴型）。

治则：行气活血，通络止痛。

取穴：左太溪，右腕阿是。

治疗经过：先针左太溪，行泻法，运针时嘱患者活动右腕关节，即刻腕痛减轻，留针20分钟，出针后加火针点刺右腕阿是。共治疗12次而愈。

第二十八节　痛经

一、诊断依据

（1）经期前后或经期中发生阵发性下腹痛，伴有腰酸痛，面色苍白，头面冷汗淋漓，手足厥冷，泛恶呕吐等。

（2）随着月经周期发作。

（3）包括原发性痛经和子宫内膜异位症、子宫肌瘤、子宫过于前屈或后倾、子宫发育不良、盆腔炎等引起的痛经。

二、辨证

（1）气滞血瘀型：经前或经期小腹胀痛拒按，经血量少，经行不畅，血色紫暗有块，块下痛暂减，经前乳房胀痛，胸闷不舒；舌紫暗有瘀点，脉弦。

（2）寒湿凝滞型：经前或经期小腹冷痛，得热痛减，月经后期量少，经血暗而有瘀块，畏寒，手足欠温，带下量多；舌苔白或腻，脉弦或沉紧。

（3）湿热瘀阻型：经前或经期小腹刺痛或胀痛拒按，有灼热感或伴有腰部胀痛，月经不调，血色暗红，质稠有块，带下多而黄稠，或有低热起伏；舌红，苔黄或腻，脉弦数或滑数。

（4）气血虚弱型：经后小腹隐隐作痛，少腹及阴部空坠，喜按，月经量少，色淡清稀；面色不华，神疲乏力；舌淡，脉细无力。

（5）肝肾亏损型：经后1、2日内小腹绵绵作痛，伴腰骶部酸痛，经色淡，量少稀薄；或伴有头晕耳鸣，健忘失眠，潮热；舌淡红，脉沉细或细。

三、治疗

● **眼针方**

【组成】眼针双肝区。

【主治】各种原因引起的痛经。

【用法】毫针针刺，以得气为度，留针20分钟，每5分钟运针1次。

● **指尖方**

【组成】双手中指尖，双足中趾尖。

【主治】气滞血瘀、寒湿凝滞及湿热瘀阻型痛经。

【用法】毫针针刺，行捻转泻法，留针30～40分钟，每5分钟运针1次。

● **承山方**

【组成】双承山。

【主治】湿热瘀阻型痛经。

【用法】毫针针刺，行泻法，留针30分钟，每5分钟运针1次。

● **头针方**

【组成】头针双生殖区、双足运感区。

【主治】各种原因引起的痛经。

【用法】毫针针刺，行捻转泻法，留针40分钟，每5分钟运针1次。

● **腕踝针方**

【组成】腕踝针双下2。

【主治】虚证痛经。

【用法】毫针横刺，留针30～40分钟。

● **合阳方**

【组成】双合阳。

【主治】原发性痛经。

【用法】毫针刺入1～1.5寸，得气后，行平补平泻法，然后加艾条插在针柄上温针15分钟。

● **至阴方**

【组成】双至阴。

【主治】寒湿凝滞型痛经。

【用法】直接灸，每穴7～9壮。

● **承人方**

【组成】承浆，水沟。

【主治】各种原因引起的痛经。

【用法】毫针针刺，行泻法，得气后留针15分钟，每5分钟运针1次。

● **唇针方**

【组成】唇针肝区、下焦区。

【主治】气滞血瘀型痛经。

【用法】毫针针刺，行捻转泻法，留针15～20分钟，每5分钟运针1次。

● **第二掌骨疗法**

【组成】双肝，双下腹。

【主治】痛经。

【用法】毫针针刺，行平补平泻法，留针30分钟，每5分钟运针1次。

● **手针方**

【组成】手针双胞门。

【主治】痛经。

【用法】在手背中渚穴后0.75寸的胞门穴，用毫针针刺，行捻转泻法，留针30分钟，每5分钟运针1次。

● **面针方**

【组成】面针子宫穴。

【主治】实证痛经。

【用法】在人中沟中点的子宫穴，用毫针针刺，行捻转泻法，留针30分钟，每5分钟运针1次。

病案选录

杨某某，女，25岁，干部。初诊日期：1991年5月11日。

主诉：行经腹痛2天。

病史摘要：患者行经腹痛8年，每于经期来即发，起初服用田七痛经胶囊可缓解，但近半年却无效，需注射阿托品方能缓解。5月9日行经腹痛难忍，伴头痛，呕吐，经注射阿托品仅止痛2小时又复发，伴局部冷感，出冷汗，四肢厥冷。

检查：面色㿠白，口唇紫暗，腹部有冷感，喜按；舌淡暗，脉沉弦。

中医诊断：痛经。

西医诊断： 原发性痛经。

辨证： 寒湿凝滞。

治则： 温散寒湿，通经止痛。

取穴： 水沟，承浆，关元，双脾俞。

治疗经过： 先针刺承浆，热感传到腹部及双足背，针刺水沟，针感传到头顶，约5分钟后腹痛、头痛缓解，无呕吐，留针25分钟，无复发，出针后加关元、双脾俞直接灸，每穴7壮。第2天腹部仅隐痛，无呕吐、头痛，守原方治疗1次，诸症消失。

第二十九节　崩漏

一、诊断依据

（1）经血非时而下，或量多如注，或量少而淋漓不净，或血崩与漏下交替出现。

（2）本病属于功能性子宫出血，阴道细胞涂片示激素水平长期偏低或长期偏高反应，诊断性刮宫、病理检验子宫内膜呈增殖型或混合型改变。

二、辨证

（1）血热证：出血量多，或淋漓不净，色深红或紫红，质黏稠，夹有少量血块；面赤头晕，烦躁易怒，口干喜饮，便秘尿赤；舌红，苔黄，脉弦数或滑数。

（2）脾虚证：出血量多，或淋漓不净，色淡质稀；面色萎黄，神疲懒言，动则气促，头晕心悸，纳呆便溏；舌淡胖或边有齿印，苔薄润，脉芤或脉数无力。

（3）肾阳虚证：出血量多，或淋漓不净，色淡质稀；精神不振，面色晦暗，肢冷畏寒，腰膝酸软，小便清长；舌淡，苔薄润，脉沉细无力，尺部尤弱。

（4）肾阴虚证：出血时多时少，色鲜红；头晕耳鸣，五心烦热，夜寐不安；舌质红或有裂纹，苔少或无苔，脉细数。

（5）血瘀证：经漏淋漓不绝，或骤然暴下，色暗或黑，挟有瘀块，小腹疼痛，块下痛减；舌紫暗，或边有瘀斑，脉沉涩或弦紧。

三、治疗

● **通里方**

【组成】双通里穴。

【主治】血热证崩漏。

【用法】毫针针刺，行泻法，留针30分钟，每日1次。

● **漏阴方**

【组成】双漏阴穴。

【主治】脾虚证或肾阳虚证崩漏。

【用法】在内踝下0.5寸的漏阴穴直接灸，每穴7壮，每日1次。

● **指尖方**

【组成】双中指尖，双足中趾尖。

【主治】各类型崩漏。

【用法】先用毫针针刺，行平补平泻法，留针30分钟，出针后直接灸，每穴5壮，每日1次。

● **宫泉方**

【组成】双劳宫，双涌泉。

【主治】肾虚证崩漏。

【用法】先针劳宫，后针涌泉，行补法，留针25分钟，每日1次。

● **手针方**

【组成】手针双上都穴。

【主治】崩漏。

【用法】先用毫针针刺，留针20分钟，出针后再悬灸10～15分钟，每日1次。

● **眼针方**

【组成】眼针双肝区、双下焦。

【主治】血瘀证崩漏。

【用法】毫针针刺，以得气为度，留针30分钟，每日1次。

● 头针方

【组成】头针双生殖区，血管舒缩区上1/5。

【主治】各种原因引起的崩漏。

【用法】毫针针刺，行捻转泻法，留针30～40分钟，每日1次。

病案选录

梁某某，女，40岁，干部。初诊日期：1990年6月3日。

主诉：月经淋漓不尽30天。

病史摘要：患者平素月经正常，5月初月经来潮，开始5天量多，色淡，经服用肾上腺色腙片后经止，5月12日又来潮，淋漓不尽至今，伴有头晕，心悸，平时便溏，经服用中药治疗，月经仍未止。

检查：面色萎黄，经妇科检查诊断为"功能性子宫出血"；舌淡胖，苔白，脉弱。

中医诊断：崩漏。

西医诊断：功能性子宫出血。

辨证：脾虚证。

治则：健脾摄血。

取穴：双照海穴。

治疗：取上方直接灸，每穴7壮，每日1次，治疗5次后经止，但6月20日又有少量经血，再灸5次而愈。

第三十节　荨麻疹

一、诊断依据

（1）皮损突然发生，为局限性红色或苍白色大小不等的风团，边界清楚，形态不一，可为圆形、类圆形或不规则形，皮损可随搔抓而增多、增大，亦可相互融合成不整形、地图形或环形。

（2）局部剧烈瘙痒，可有灼热感。

（3）皮损大多持续半小时至数小时自然消退，消退后不遗留痕迹。

（4）病情反复发作。

（5）部位不定，可泛发全身或局限于某部，可累及黏膜、出现恶心、呕吐，腹痛、腹泻等胃肠症状，喉头黏膜受侵时则胸闷、气喘，呼吸困难。

（6）皮肤划痕症可呈阳性。

二、辨证

（1）风寒型：风疹色淡微红，以露出部位如头面、手足为重，吹风着凉更甚，得热则缓，冬重夏轻；舌淡，苔薄白，脉浮紧或迟缓。

（2）风热型：风疹色红，遇热则剧，得冷则减；咽痛，舌红，苔薄白或薄黄，脉浮数。

（3）风湿型：风疹色淡而现水肿，或有水疱，常在潮湿气候中发生；舌淡，苔薄白腻，脉弦滑。

（4）脾胃湿困型：风疹团块，伴有恶心、呕吐，脘腹胀闷，神疲；舌淡，苔白，脉缓。

（5）血热型：风疹以夜间发作较重，先则皮肤灼热刺痒，搔后即随手起风团或条痕隆起，伴心烦不宁；口干，舌红，苔黄，脉弦滑数。

（6）血瘀型：风疹暗红，面色灰暗，口唇色紫，舌紫或见瘀斑，脉细涩。

（7）血虚型：风疹色淡，日轻夜重，或疲劳时加重，头晕，心悸，面色不华，舌淡，苔薄净，脉弦细。

（8）冲任不调型：常于月经前两三天风疹多发，经净后渐轻或消失，以少腹腰骶大腿内侧为多，下次月经来临又发作；舌紫暗，苔薄白，脉弦细。

三、治疗

● **喘五针**

【组成】大椎，双肺俞，天突，鸠尾。

【主治】急、慢性荨麻疹。

【用法】挑治法，每周1次。

● **活血方**

【组成】双委中，双尺泽，双膈俞，大椎。

【主治】血热型或血瘀型荨麻疹。

【用法】三棱针刺络，每3日1次。

● **上星方**

【组成】上星。

【主治】急性荨麻疹。

【用法】毫针横刺，行捻转泻法，留针30分钟，每日1次。

● **火针方**

【组成】双肺俞，双天枢，双曲池，双血海，中脘，双膈俞，双脾俞。

【主治】风寒型或脾胃湿困型荨麻疹。

【用法】火针点刺，隔日1次。

● **眼针方**

【组成】眼针双心区、双肺区。

【主治】急性荨麻疹。

【用法】毫针针刺，以得气为度，留针15～30分钟，每日1次。

● **神阙方**

【组成】神阙。

【主治】荨麻疹。

【用法】拔火罐法，停留3～5分钟取下，再重复2次，每日治疗3次。

● **后溪方**

【组成】双后溪。

【主治】急性荨麻疹。

【用法】先毫针针刺，行泻法，留针15～20分钟，出针后再用三棱针刺出血，每日或隔日1次。

● **脐针方**

【组成】脐针心区、肺区。

【主治】各种类型荨麻疹。

【用法】毫针针刺，行平补平泻法，留针20～40分钟，每日1次。

● **第二掌骨疗法**

【组成】肺、心。

【主治】急、慢性荨麻疹。

【用法】毫针针刺，行泻法，留针30分钟，每日1次。

● **头针方**

【组成】头针双血管舒缩区。

【主治】慢性荨麻疹。

【用法】毫针横刺，行捻转泻法，留针40～60分钟，每日1次。

第三十一节　痤疮

一、诊断依据

（1）多发于青春期。

（2）好发于颜面、胸背等处，形成粉刺、丘疹、脓疱结节或囊肿；常伴有皮脂溢出，一般分布对称；初起为毛囊口一致黑色圆锥形丘疹，挤压可见黄白色半透明性蠕虫样脂栓排出；周围可形成炎症性丘疹，其顶端可出现小脓疱，吸收后遗留暂时性色素沉着或小凹坑瘢痕，较重者可形成结节囊肿，消退后遗留瘢痕。

（3）女性常与月经有关。

（4）多与精神状态、肠胃功能有关。

二、辨证

（1）肺经风热型：颜面潮红，粉刺焮热、疼痛，或有脓疱，咽痛，舌红，苔薄黄，脉弦数。

（2）肠胃湿热型：痤疮皮疹红肿疼痛，便秘，纳呆腹胀，苔黄厚腻，脉滑数。

（3）脾虚痰湿型：痤疮皮疹以脓疱、结节、囊肿为主，伴纳呆，痰多，便溏，身倦，胸闷，舌淡红或胖，苔白，脉滑细。

（4）瘀血阻络型：痤疮皮疹紫暗或结节、瘢痕，舌暗有瘀斑，脉涩。

三、治疗

● 拳尖方

【组成】双拳尖穴。

【主治】脾虚痰湿型或瘀血阻络型痤疮。

【用法】握拳位于第3掌骨小头高点的拳尖穴，施以直接灸，每穴5～7壮，每日或隔日1次。

● 刺络方

【组成】大椎，双肺俞，双膈俞，双肝俞。

【主治】肺经风热型或瘀血阻络型痤疮。

【用法】三棱针刺络，隔日1次。

● 火针方

【组成】双肺俞，双脾俞，双膈俞，大椎。

【主治】脾虚痰湿型或瘀血阻络型痤疮。

【用法】火针点刺，每3日1次。

● 耳穴割治方

【组成】耳针肺、神门、内分泌、皮质下、肝。

【主治】各类型痤疮。

【用法】常规消毒，用手术刀将穴位轻轻割破，使穴位溢出血少许，然后外敷黄连膏，防止感染。左右耳穴交替治疗，每2周1次。

张某，女，30岁，银行职员。初诊日期：1992年7月31日。

主诉：面部痤疮2年。

病史摘要：患者面部痤疮2年，每于行经前增多，以两颊、前额、鼻部明显，经内服、外敷治疗无效。平素月经正常，行经前腹痛，经后缓解。

检查：面部见多处痤疮，皮疹紫暗；舌暗，苔薄白，脉弦。

中医诊断：粉刺。

西医诊断：痤疮。

辨证：瘀血阻络型。

治则：活血养颜。

取穴：双肺俞，双膈俞，双肝俞。

治疗经过：取上方穴用三棱针点刺加拔火罐，隔日1次，共治疗20次后痤疮消失。嘱患者每次行经前5天针灸3次，共调治3个月，1年后随访未复发。

第三十二节 ● 过敏性鼻炎

一、诊断依据

（1）有变应原诱发症状史，如吸入异味等。

（2）常年性或季节性鼻痒、喷嚏、鼻溢液及鼻塞，部分患者晨起较甚。

（3）鼻腔检查见鼻黏膜苍白、水肿或灰蓝色，鼻腔内有水样或黏液样分泌物。

（4）鼻分泌物嗜酸性细胞涂片和血清及鼻分泌物IgE测定阳性。

二、辨证

（1）肺虚型：反复发作，遇凉易犯，喷嚏频频，流清涕，鼻塞时好时差，鼻腔检查黏膜苍白、淡白或灰白，舌淡，脉弱。

（2）风寒型：鼻塞重，鼻内酸楚，喷嚏频作，声音重浊，鼻黏膜水肿，水样分泌物多，舌淡，苔薄白，脉浮紧。

（3）风热型：鼻塞，鼻痒，喷嚏，流浊涕，鼻黏膜潮红，充血，舌红，苔薄黄，脉浮数。

（4）肺脾两虚型：肺虚症状伴口淡乏味，腹胀便溏，身体困倦，或小儿鼻前庭湿疹，渗液多，舌淡胖，苔白，脉弱。

（5）肺肾两虚型：肺虚症状伴腰肘酸软，夜尿多，或动则气喘，舌微胖，脉沉弱无力。

（6）血虚风燥型：鼻塞，鼻痒，遇风遇热加重，涕多黏白，发作后鼻内干燥，或妇女经期发作明显，鼻黏膜发干或淡暗不鲜或灰暗，舌有瘀点，脉浮细数。

三、治疗

● **内上方**

【组成】双内关，上星。

【主治】血虚风燥型过敏性鼻炎。

【用法】毫针针刺，行平补平泻法，留针30分钟，每日1次。

● **鼻点方**

【组成】双鼻点。

【主治】各类型过敏性鼻炎。

【用法】在下关穴前1寸的鼻点针刺，留针20～30分钟，每日1次。

● **耳针方**

【组成】耳针内鼻、肺、肾上腺、心，均双侧。

【主治】过敏性鼻炎。

【用法】埋揿针，左右耳交替使用，每3日1次。

● **喘五针**

【组成】大椎，双肺俞，天突，鸠尾。

【主治】过敏性鼻炎。

【用法】挑治法，每周1次。

● 脐针方

【组成】脐针肺区、肾区。

【主治】过敏性鼻炎。

【用法】毫针针刺，行平补平泻法，留针30分钟；也可以麦粒灸，每穴7壮。每日1次。

● 神阙方

【组成】神阙。

【主治】肺虚型、肺脾两虚型或肺肾两虚型过敏性鼻炎。

【用法】隔盐灸7～9壮，每日1次。

病案选录

余某某，男，22岁，司机。初诊日期：1993年6月16日。

主诉： 鼻痒、鼻塞、喷嚏反复发作5年。

病史摘要： 患者鼻痒、鼻塞、喷嚏反复发作5年，每于晨起或闻刺激性气味即发，天气转变时加重，服用中药及鼻炎康、氯雷他定片等药物治疗未见明显好转，伴有流清涕，易感冒，时有气紧感。

检查： 经耳鼻喉检查示鼻腔黏膜苍白；舌淡红，苔白，脉弱。

中医诊断： 鼻鼽。

西医诊断： 过敏性鼻炎。

辨证： 肺虚型。

治则： 益肺固表。

取穴： 双鼻点。

治疗经过： 针刺上方6次后，早起无鼻塞、无鼻痒、无喷嚏及流涕，巩固治疗12次，观察4个月未复发。

第三十三节 牙痛

一、诊断依据

（1）牙痛甚剧或时作时止，隐隐作痛。

（2）龈肿或牙齿浮动。

（3）包括牙髓炎、牙龈炎、牙周病等。

二、辨证

（1）胃火型：牙痛甚剧，口臭，口干渴，便秘，舌苔黄，脉洪数。

（2）风火型：牙痛甚而龈肿，兼恶寒发热，头痛，舌红，苔薄黄，脉浮数。

（3）肾阴虚型：牙隐隐作痛，时作时止，劳累加甚，牙齿浮动，舌红，脉细数。

三、治疗

● **承府方**

【组成】承浆，风府。

【主治】风火牙痛。

【用法】毫针针刺，行泻法，留针30分钟，每日1次。

● **翳风方**

【组成】患侧翳风。

【主治】各种类型牙痛。

【用法】毫针针刺，行泻法，留针30分钟，每日1次。

● **尺泽方**

【组成】双尺泽。

【主治】阴虚型牙痛。

【用法】毫针针刺，行平补平泻法，留针30分钟，每日1次。

● **太阳方**

【组成】患侧太阳。

【主治】各种类型牙痛。

【用法】毫针针刺，刺入0.8～1.2寸，留针15～30分钟，每日1次。

● **踝尖方**

【组成】双内踝尖。

【主治】各种类型上牙痛。

【用法】直接灸，每穴3～5壮，每日1次。

● **大杼方**

【组成】患侧大杼。

【主治】各种类型牙痛。

【用法】毫针针刺，留针20分钟，每日1次。

● **肩井方**

【组成】患侧肩井。

【主治】风火型或胃火型牙痛。

【用法】毫针针刺，行泻法，留针20分钟，每日1次。

● **手针方**

【组成】手针对侧牙痛点。

【主治】各种类型牙痛。

【用法】在手背第3掌指关节尺侧缘的牙痛点，用毫针针刺，行捻转泻法，留针30分钟，每日1次。

第三十四节　白内障

一、诊断依据

（1）以视力缓降为主。初起视物昏朦，或眼前有位置固定的阴影，形态各异，或远视模糊，近视尚清，或暗近能视，明处视物欠清，或视灯、月重叠数个等视觉改变，日久视力渐降，直到不能辨人识物。

（2）裂隙灯显微镜检查示晶状体不同程度混浊。

二、辨证

（1）肝肾亏虚证：视物昏朦，眼目干涩，晶状体渐混浊。偏阴虚者，伴头晕目眩，耳鸣健忘，腰膝酸痛，舌红少苔，脉细数；偏阳虚者，兼眩晕，精神萎靡，面色㿠白，夜尿多，舌淡苔白，脉沉细。

（2）脾胃虚弱证：视物模糊，晶状体混浊，伴食少纳呆，肢体倦怠，少气懒言，面色萎黄，舌淡，苔薄白，脉缓弱。

（3）肝热犯目证：视物不明，晶状体混浊，或生眵流泪，头晕胀痛，口苦口干，急躁易怒，舌红，苔黄，脉弦数。

（4）阴虚湿热证：视物不清，晶状体混浊，失眠多梦，烦热，口苦口干，大便不爽，舌红，苔黄腻，脉弦细数。

三、治疗

● **耳尖方**
【组成】双耳尖。
【主治】肝肾亏虚或脾胃虚弱型白内障。
【用法】直接灸，每穴7～9壮，每日1次。

● **挑治方**
【组成】双肝俞，双膈俞，双风池。
【主治】各种类型白内障。
【用法】挑治法，每周1次。

● **还睛方**
【组成】双还睛穴。
【主治】白内障。
【用法】在臂臑前0.5寸的还睛穴针刺，行平补平泻法，留针25～35分钟，每日1次。

● **大小方**
【组成】双大骨空，双小骨空。
【主治】白内障。

【用法】直接灸，每穴5～9壮，每日1次。

● 头针方

【组成】头针双晕听区。

【用法】毫针针刺，行捻转泻法，留针40～60分钟，每日1次。

第三十五节　肥胖症

一、诊断依据

（1）一般以体重指数（BMI）≥28.0诊断肥胖，BMI=体重/身高^2。

（2）较为严重的肥胖患者常伴有胸闷、气急、胃纳亢进、便秘、腹胀、关节痛、肌肉酸痛、易疲劳、倦怠，以及焦虑、抑郁等。

（3）肥胖症患者常合并血脂异常、脂肪肝、高血压、糖耐量异常或糖尿病等疾病。

（4）肥胖症还可伴随或并发阻塞性睡眠呼吸暂停、胆囊疾病、胃食管反流病、高尿酸血症和痛风、骨关节病、静脉血栓、生育功能受损及社会和心理问题。

二、辨证

（1）脾胃俱旺型：体质肥胖，上下均称，肌肉坚实，食欲亢进，面色红润，畏热多汗，腹胀便秘，舌色偏红，苔薄黄，脉滑有力。

（2）脾胃俱虚、痰湿内阻型：体形肥胖，以面颈部为甚，肌肉松弛，面色苍白，痰多，神疲乏力，形寒肢冷，纳呆，腹胀，便溏，或尿少浮肿，舌淡胖，苔白，脉弱或缓。

（3）真元不足型：肥胖以臀部、大腿为主，肌肉松弛，精神不振，喜静好静，易畏寒，腰酸腿软，舌淡，苔白，脉沉细无力。

（4）肝郁气滞型：肥胖，伴胸胁苦满，胃脘痞满，月经不调，闭经，失眠多梦，舌暗，脉弦细。

（5）痰瘀阻络型：肥胖，口唇紫暗，胸闷气短，呼吸不畅，白天嗜卧，夜寐不宁，记忆力减退，痰多，口干不欲饮，舌暗，苔白或滑腻，脉沉涩。

三、治疗

● **耳针方**

【组成】耳针脾、胃、三焦、内分泌、饥点、小肠、心、肺、肾、肝。

【主治】肥胖症。

【用法】耳揿针埋藏法或莱菔子贴压法，每次取5穴，每3日1次，两耳交替使用。

● **内丰方**

【组成】双内关，双丰隆。

【主治】肥胖并高脂血症。

【用法】毫针针刺，行泻法，留针30分钟，每日或隔日1次。

● **神历方**

【组成】神阙，双偏历。

【主治】真元不足型肥胖。

【用法】偏历用毫针泻法，留针30分钟，神阙隔姜灸7壮，每日或隔日1次。

● **火针方**

【组成】双脾俞，双天枢，双膈俞，双三焦俞，中脘，关元。

【主治】脾胃俱虚型、痰湿内阻型、痰瘀阻络型或真元不足型肥胖。

【用法】火针点刺，每3日1次。

第三十六节 戒断综合征

一、诊断依据

（1）有滥用鸦片类、中枢神经兴奋剂、大麻类药物史。

（2）由于反复应用某种药引起的生理状态的改变，患者必须继续应用该药，才能防止疾患。

（3）临床表现为断绝药物后出现焦虑不安、激动和对药物的渴望，继而流泪、流涕、打哈欠、出汗、睡眠不安、喷嚏、食欲不振、恶心、呕吐、腹泻、腹部疼痛、骨痛、肌痛、震颤、软弱、失眠、起鸡皮疙瘩等，偶见惊厥或心血管虚脱。

（4）吗啡和海洛因成瘾，戒断症状以36～48小时最明显，发作有一定时间性。

二、辨证

（1）心脾两虚型：出汗，流泪，失眠，心悸，食欲不振，恶心，呕吐，腹泻，腹痛，肌痛，软弱等，舌淡暗胖，苔白腻厚，脉濡。

（2）心肾不交型：出汗，流泪，心悸，睡眠不安，骨痛，焦虑不安，手足震颤，瞳孔缩小，时气促，舌淡红，苔薄黄，脉细数。

三、治疗

● **腕踝针方**

【组成】腕踝针双上1、双上5。

【主治】戒断综合征。

【用法】毫针针刺，留针40～60分钟，每日1～2次。

● **内阴交**

【组成】双内关，双三阴交，百会，双安眠。

【主治】心脾两虚型戒断综合征。

【用法】毫针针刺，行平补平泻法，留针30～60分钟，每日1～2次。

● **太阳方**

【组成】双太溪，双神门，百会，双安眠。

【主治】心肾不交型戒断综合征。

【用法】毫针针刺，行平补平泻法，留针30～60分钟，每日1～2次。

● **头针方**

【组成】头针双感觉区。

【主治】戒断综合征。

【用法】毫针针刺，行捻转泻法，留针1～2小时，每日1次。

● **耳针方**

【组成】耳针口、肺、神门、心、肾。

【主治】戒断综合征。

【用法】毫针针刺，行捻转泻法，留针30～60分钟，每日1～2次。

◈❏ 病 案 选 录 ❏◈

黄某某，男，28岁，香港人。初诊日期：1989年9月28日。

主诉： 滥用海洛因出现戒断症状1年。

病史摘要： 患者因滥用海洛因出现戒断症状1年，每于凌晨2点钟出现鼻塞，流涕，流泪，头痛，伴全身骨痛，腹痛，时呕吐，心悸，四肢抽搐，纳差，经香港戒毒中心服用美沙酮治疗未见好转，由亲友带来就诊。

检查： 面色萎黄无华，口唇紫暗，舌淡胖，苔白厚，脉缓。

中医诊断： 药瘾。

西医诊断： 戒断综合征。

辨证： 心脾两虚型。

治则： 补养心脾，宁神戒毒。

取穴：

（1）体针双内关，双三阴交，双足三里，百会。

（2）耳针双神门、双心、双皮质下、双脾。

治疗经过： 先针刺体针，留针40分钟，出针后埋耳穴揿针，左右耳交替，治疗当晚鼻塞、流涕、流泪、呕吐、抽搐、全身骨痛、头痛减轻，共针6次后诸症消失。